第1章	創傷処置	1
第2章	外固定の仕方（シーネの当て方）	2
第3章	そのほかの基本手技	3
第4章	軟部組織損傷	4
第5章	脱臼	5
第6章	骨折	6
第7章	非外傷性疾患	7
第8章	小児関連	8
第9章	高齢者関連	9
第10章	診断書の書き方	10

救急整形外傷
レジデントマニュアル

第2版

田島康介　藤田医科大学病院教授・救急科

医学書院

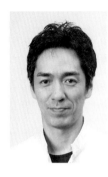

【著者紹介】
田島康介(たじま・こうすけ)
藤田医科大学病院教授・救急科.医学博士.整形外科専門医,救急科専門医.2001年慶應義塾大学医学部卒,慶應義塾大学整形外科学教室入局.関東各地の三次救急病院での勤務を経て,2011年慶應義塾大学病院救急科出向を機に整形外科以外の診療にも携わるようになる.2014年救急科専任講師,2016年より現職.現在年間約600件の骨折手術を執刀している.

救急整形外傷レジデントマニュアル

発　行	2013年10月15日　第1版第1刷
	2017年 6月15日　第1版第5刷
	2018年11月15日　第2版第1刷Ⓒ
	2021年 1月15日　第2版第2刷

著　者　田島康介
発行者　株式会社 医学書院
　　　　代表取締役　金原　俊
　　　　〒113-8719　東京都文京区本郷 1-28-23
　　　　電話　03-3817-5600(社内案内)
印刷・製本　双文社印刷

本書の複製権・翻訳権・上映権・譲渡権・貸与権・公衆送信権(送信可能化権を含む)は株式会社医学書院が保有します.

ISBN978-4-260-03688-7

本書を無断で複製する行為(複写,スキャン,デジタルデータ化など)は,「私的使用のための複製」など著作権法上の限られた例外を除き禁じられています.大学,病院,診療所,企業などにおいて,業務上使用する目的(診療,研究活動を含む)で上記の行為を行うことは,その使用範囲が内部的であっても,私的使用には該当せず,違法です.また私的使用に該当する場合であっても,代行業者等の第三者に依頼して上記の行為を行うことは違法となります.

JCOPY〈出版者著作権管理機構 委託出版物〉
本書の無断複製は著作権法上での例外を除き禁じられています.複製される場合は,そのつど事前に,出版者著作権管理機構(電話 03-5244-5088,FAX 03-5244-5089,info@jcopy.or.jp)の許諾を得てください.

＊「レジデントマニュアル」は株式会社医学書院の登録商標です.

▶ 第2版の序：読者へのメッセージ

　救急医療における標準的なマニュアルである『救急レジデントマニュアル』（以下，親本）も本年，第6版が刊行された．本書は，親本第4版の改訂作業中に筆者が「四肢骨盤外傷」の項の担当執筆者となったことをきっかけとする．しかし，与えられた20ページ分の文字数では運動器外傷のエッセンスを到底網羅できないことが悩みであった．そこで，当時筆者が出向していた慶應義塾大学救急医学教室教授（当時）で，親本の編集責任者でもあった堀進悟先生に相談を申し上げたところ，「救急整形外傷というテーマで親本の姉妹書を書いてみてはどうか」と背中を押していただき，2013年に親本第5版の刊行と同時に本書の初版を刊行した．

　筆者は2001年から整形外科医としてのキャリアを，2011年からは救急医としてのキャリアもスタートさせた，整形外科専門医ならびに救急科専門医である．例えば交通事故により搬送された下腿の開放骨折をみたら，整形外科医はまず洗浄・抗菌薬投与・創外固定や鋼線牽引を始めようとする．救急医は患者の気道確保（Airway）から呼吸（Breathing），循環動態の確認（Circulation）の順で患者を全身から診察していく．ひとつの科の常識は，他科では非常識であることはよくあることで，また施設間でも診療の作法が異なることも多々ある．

　整形外科医と救急医の双方の立場で日々診療にあたっている筆者の目から，「整形外科医は救急医（初療医や当直医）に何を期待しているのか」「救急医は整形外科のどういったことがわからないのか」に焦点を当てて本書を執筆した．つまり本書は，救急外来や当直で使用することを目的として執筆された「整形外科医以外のための整形外科の本」であり，一般的な整形外科の各種マニュアルとは異なった性格である．

本書では整形外科の慢性疾患についてはほとんど記載がない．また，整形外科医が行う専門処置についても，初歩的でかつ必要最低限のものしか記載していない．このような，整形外科医以外の立場から執筆した整形外科診療のマニュアルは，おかげさまで親本と同等に読者の支持をいただけたため，このたび第2版をお届けすることができた．本改訂では，近年社会問題となっている高齢者の脆弱性骨折や，緊急性の高い壊死性筋膜炎の診断・治療などについても加筆している．

　時間外診療における外科系診療の多くは整形外科関係であり，専門医でない場合は常に不安を抱えながらの診療となる．どこまでは自分で治療して，どこからは専門医を呼んだほうがよいのかといった救急外来での不安・疑問の解消に本書が役に立つことを切に願っている．

2018年10月

藤田医科大学病院教授・救急科

田島　康介

▶ 初版の序：読者へのメッセージ

　このたび，『救急レジデントマニュアル』の整形外科関連の内容を拡充した『救急整形外傷レジデントマニュアル』を刊行することになった．本書は，救急外来や当直者が使用することを目的として執筆された「整形外科医以外のための整形外科の本」であり，すでに書店で陳列されている整形外科の各種マニュアルとは異なった性格である．たとえば，整形外科の慢性疾患についてはほとんど記載がない．また，整形外科医が行う専門処置についても，一般医が施行できないと考えられるものは記載していない．一方で，救急外来で必要な手技や豆知識（とくに教科書には記載されていないような内容）を多く含んでいる．

　時間外診療における外科系診療の多くは外傷であり，打撲，骨折，挫創，交通事故などの整形外科関連が最多である．救急外来や当直業務で整形外科関連の疾患に対応しなくてはならない場合，専門医でない場合は常に不安を抱えながらの診療となる．もちろん，骨折の症例が来院したら，整形外科医による整復操作とそのあとのシーネ固定を行うことが最も望ましい．しかしながら時間外に整形外科医が対応できない施設の方が圧倒的に多いのがわが国の現状である．

　この現状を踏まえ，「救急外来で骨折を見逃さない」「シーネを上手に巻く」「どこまでは自分で治療してよいのか」「どこからは専門医を呼んだほうがよいのか」，こういった救急外来での不安・疑問に少しでも応えられるよう，本書がお役に立てれば幸いである．

2013 年 9 月

田島　康介

目次

第1章 創傷処置 … 1

用語の定義 … 1

創傷処置の前に … 2
1. 受傷機転の確認 … 2
2. 画像検査 … 2
3. 洗浄,デブリードマン … 2
4. 縫合するか否か … 3

縫合 … 5
1. 縫合糸の選択 … 5
2. 麻酔方法 … 5
3. 縫合方法 … 9
4. 出血に対する処置 … 12
5. ドレーン挿入 … 14
6. 縫合後のドレッシング … 14

創傷処置後のケア … 14
1. 抗菌薬の処方 … 14
2. 破傷風トキソイド … 15
3. 創傷処置後の予定 … 15

第2章 外固定の仕方(シーネの当て方) … 16

総論 … 16
用語の定義 … 17

- 外固定の原則 … 18
- 良肢位 … 18
- ソフトシーネ … 20
- アルフェンスシーネ … 21
- シーネの巻き方 … 22
    1. シーネ幅の選択の目安 … 22
    2. 用意するもの … 22
    3. 包帯の巻き方 … 23
    4. シーネの実際 … 25
- 特殊な固定 … 32
    1. 鎖骨骨折 … 32
    2. 上腕骨近位部骨折（上腕骨頚部骨折・上腕骨外科頚骨折） … 33
    3. 大腿骨近位部骨折（大腿骨頚部骨折・大腿骨転子部骨折），大腿骨骨幹部骨折 … 33
- 小児の骨折 … 34
- 外固定の合併症 … 34
    1. 皮膚潰瘍 … 35
    2. 神経麻痺 … 35
    3. コンパートメント症候群 … 36

第3章　そのほかの基本手技　37

- 関節穿刺 … 37
    1. 膝関節穿刺・外側法 … 37
    2. 膝関節穿刺・前方法 … 39
- 爪下血腫の除去 … 40
- トリガーポイント注射 … 40

第4章 軟部組織損傷　42

■ 打撲　42
1. 診断と治療　42
2. コンパートメント症候群（筋区画症候群）　44

■ 靭帯損傷，捻挫　47
1. 診断と初期治療　47

■ 筋・腱損傷　51
1. 開放性損傷　51
2. 閉鎖性損傷　52

■ 神経損傷　54
1. 指尖部の感覚障害　54

■ 血管損傷　55
1. 止血の基本　55
2. 止血法　56
3. 動脈損傷部位における末梢壊死　57

■ そのほかの特殊な損傷　58
1. 四肢や指の切断　58
2. デグロービング損傷　59

第5章 脱臼　61

■ 脱臼の診断　61

■ 脱臼整復時の麻酔　62

■ 整復法　63
1. 肩関節脱臼　63
2. 手指の脱臼　65
3. 肘関節脱臼　67

 4 股関節脱臼 ………………………………………… 68
 5 膝蓋骨脱臼 ………………………………………… 71
 6 膝関節脱臼 ………………………………………… 72
 7 足関節脱臼 ………………………………………… 72
 8 顎関節脱臼 ………………………………………… 72
 9 そのほかの脱臼 …………………………………… 75

第6章 骨折   77

上肢編 …………………………………………………… 78
 1 手指周囲の骨折 …………………………………… 78
 2 手の骨折 …………………………………………… 80
 3 手関節周囲の骨折 ………………………………… 84
 4 前腕部の骨折 ……………………………………… 88
 5 肘関節周囲の骨折 ………………………………… 89
 6 上腕部の骨折 ……………………………………… 92
 7 肩関節周囲の骨折 ………………………………… 93

下肢編 …………………………………………………… 97
 1 足趾周囲の骨折 …………………………………… 97
 2 足部の骨折 ………………………………………… 98
 3 足関節周囲の骨折 ………………………………… 100
 4 下腿部の骨折 ……………………………………… 104
 5 膝関節周囲の骨折 ………………………………… 106
 6 大腿部の骨折 ……………………………………… 109
 7 股関節周囲の骨折 ………………………………… 111

骨盤編 …………………………………………………… 114
 1 まず患者受け入れが可能か判断する …………… 114
 2 患者が搬入されたらまず行うべきこと ………… 115
 3 骨盤の解剖 ………………………………………… 115
 4 骨盤単純X線における骨折の評価と分類 ……… 119

  5　CTの撮影 ………………………………… 121
  6　初期治療 ………………………………… 122
  7　根治手術 ………………………………… 125
■ 脊椎編 …………………………………………… 125
  1　高エネルギーでない外傷 ……………… 126
  2　高エネルギー外傷 ……………………… 131

第7章　非外傷性疾患　　138

■ 一般医が知っておくべき非外傷性整形外科疾患 … 138
  1　神経障害 ………………………………… 138
  2　関節痛（結晶誘発性関節炎） ………… 140
  3　関節の感染症 …………………………… 142
  4　軟部組織感染症 ………………………… 143
■ 整形外科的愁訴の他科疾患 …………………… 147
  1　肩甲背部痛（胸背部痛） ……………… 147
  2　腰痛 ……………………………………… 147

第8章　小児関連　　149

■ 総論 ……………………………………………… 149
  1　小児骨折の特徴 ………………………… 149
  2　診断 ……………………………………… 149
  3　患児の帰宅に際して …………………… 151
■ 各論 ……………………………………………… 151
  1　肘内障 …………………………………… 151
  2　上腕骨顆上骨折 ………………………… 153
  3　単純性股関節炎 ………………………… 154
  4　大腿骨頭すべり症，上前腸骨棘剥離骨折 ………… 155

第9章 高齢者関連　157

- **総論** … 157
  - 1 脆弱性骨折とは … 157
  - 2 診断 … 157
  - 3 治療戦略 … 157
- **各論** … 158
  - 1 非定型大腿骨骨折 … 158
  - 2 脆弱性骨盤骨折 … 159

第10章 診断書の書き方　161

- 病院書式診断書の書き方 … 161
- 保険会社の診断書(通院証明)の書き方 … 163
- 労災関連書類の書き方 … 168

■ 索引 … 171

MEMO

- 指尖部損傷における wet dressing … 4
- 縫合後の被覆 … 6
- 救急外来でできる駆血法 … 13
- damage control orthopaedics … 104
- 見逃しやすい「骨折に合併する骨折」 … 113
- Barsony(バルソニー) … 130

第1章 創傷処置

> ▶ POINT
>
> 時間外診療で対応する処置のなかでも，創傷処置*の頻度はきわめて高い．創傷の程度により対処の仕方は異なり，画像検査を含めた正しい処置戦略が必要となる．縫合技術もさることながら，確実な感染予防がとりわけ肝要である．

用語の定義

- **創傷**：「創」と「傷」の総称．
- **創**：皮膚の連続性が断たれた（皮膚の破綻した）損傷．
- **傷**：皮膚の連続性が保たれた（皮膚の破綻していない）損傷．
- **切創**：いわゆる「切りきず」．鋭利な刃物などで皮膚が線状に損傷したもの．
- **挫傷**：いわゆる「打撲」と同義．打撃などの外力により内部の軟部組織が損傷したもので，体表に創がないもの．
- **挫創**：打撃など鈍的外力により皮膚が損傷したもの．一般的に皮膚の欠損を伴わず，一次縫合が可能．
- **挫滅創**：打撲など鈍的外力により皮膚が損傷したもののうち，高度な外力により皮下組織や神経・血管・腱などの軟部組織が損傷を受けたもの．
- **擦過傷**：いわゆる「擦りきず」．皮膚の破綻を伴うが，慣用的に「傷」を用いる．損傷は表皮および真皮のレベルまでの損傷．
- **擦過創**：「擦りきず」のうち真皮を越え皮下組織にまで損傷が及ぶもの．
- **咬創**：動物や人間による「噛みきず」．感染のリスクが高いため，基本は開放のままとし，後日縫合する．

---

*創の縫合は正式には「創傷処理」でコストを算定する．"創傷処置"は縫合を伴わない創や傷の処置をさすが，本章のタイトルは広義の"創傷処置"とご理解いただきたい．

創傷処置の前に

1 受傷機転の確認

- 処置を開始する前に，患者の受傷機転について正確な問診が必要である．
- 割れたガラスによる損傷などではガラス片などの異物残留の可能性がある．
- 鋭利な刃物による受傷は，家庭用のカッターによる受傷と，肉の調理用ナイフによる受傷では感染のリスクが大きく異なる．
- 路上での転倒による挫創でも，直接アスファルトによって皮膚が破綻した創では土壌汚染があるが，着衣の破損がなく着衣の中で皮膚が破綻して受傷した創では土壌汚染はないと考えられる．

2 画像検査

- 症例に応じて単純X線を撮影するか否かを判断する必要がある．
- 問診から，ガラス片や金属片の残留の可能性がゼロではないと考えられるときは単純X線を撮影する．異物が残留したまま創を閉鎖すると，高い確率で感染が発生する．
- 金属以外の異物は単純X線ではっきりしなくても，CTやエコーで異物を同定できることが多い．特に，木片は受診直後のCTでは低吸収に(黒く抜けて)見え，フリーエアと誤認されることがある．
- 強い外力により受傷し，骨折の可能性を否定できなければ，単純X線を撮影しておくほうが無難である．
- 特に，指の挫滅創では指の運動に問題がなくとも骨折を伴うことがあるので，単純X線の撮影を考慮する．

3 洗浄，デブリードマン

- いかなる創傷も汚染されているため，消毒液の塗布だけで創を閉鎖してはならない．かならず洗浄を行う．100 mLの生理食塩水ボトルに18G針を挿して傷にかけている施設もいまだに多くみられるが，100 mLの生理食塩水で洗浄するより，1 Lの水道水で洗浄したほうがはるかに洗浄効果は高い．洗浄効果は洗浄に使用した液体の組成ではなく，物理的な量に依存する．抗菌薬入りや消毒薬入りの洗浄水は無意味である．洗浄では流水を創面にかけ

ながら綿球や綿棒を用いて創内をしっかり擦る必要がある．消毒薬は組織毒性があるので創内には用いず，創周囲の健常皮膚のみに施す．
◆高度汚染創に対しては，クーパー剪刀などで汚染組織を除去することが感染予防として肝要である．少なくとも肉眼で確認できる異物や土壌などは確実に除去しなければならない．その結果，皮膚欠損が生じ，創の閉鎖が困難になっても構わない．ただし盲目的な操作は神経や血管を損傷するので禁忌である．
◆創の感染は受傷後6〜8時間で成立するといわれており（golden hour/golden period），その前に創を洗浄できれば閉創して構わない．
◆剃毛は表皮のmicro injuryの原因となるため，感染のリスクファクターである．剃毛する場合は必要最小限にとどめる．
◆顔面領域のデブリードマンは非専門医は行わず，形成外科医に委ねるべきである．

4 縫合するか否か
❶ 開放創とする場合
◆咬創や高度に土壌で汚染された創は感染のリスクが高いため，徹底的に洗浄・デブリードマンを施行したのちに開放創のままとする．ただし，創が大きい場合はドレナージを妨げない程度にラフに1〜2針程度縫合を行っても構わない（数日間の経過観察ののちに感染徴候がなければ，その時点で創閉鎖を検討する）．
◆皮膚の挫滅や欠損により閉創困難な場合は，無理をして皮膚を縫合して閉創せず，十分な止血処置ののちwet dressingとして開放創のままとする．時間はかかるがwet dressingとしておけば創傷治癒を期待できる．
◆創傷治癒の観点からはwet dressingが推奨されるが，安易なwet dressingは止血の妨げになる．救急外来の時点からwet dressingに介入するのではなく，初療では確実な止血を得ることが大切である．翌日に外来を受診し止血を確認できてからwet dressingを開始すればよい．

❷ 縫合する場合
◆開放創としない場合は縫合する．次項で詳述する．

> **MEMO** 指尖部損傷における wet dressing（図 1-1）

表皮剥離や褥瘡などにおいて，創部を湿潤環境下におき治癒を促進させる wet dressing は，いまや一般的な治療法である．挫滅による皮膚欠損があり創閉鎖が不能な場合も wet dressing が適応となる．

図 1-1 に，指尖部損傷における wet dressing による治癒過程を提示する．治療期間は 1〜2 か月と長いが，整容的にも満足のいく治療である．

湿潤環境を作るための軟膏は，ワセリンであっても抗菌薬入り軟膏であってもイソジン®ゲルでも構わない（基剤により湿潤環境が保持さえされればよい）．

被覆剤はアルミホイルを用いることが多かったが，指を動かすとアルミホイルが破けたり軟膏が漏れたりするため，指の運動制限が必要で指の拘縮を招く．そこで筆者は清潔（未滅菌）のゴム手袋の指の部分を用いて被覆している．この方法では指の拘縮を招かない．

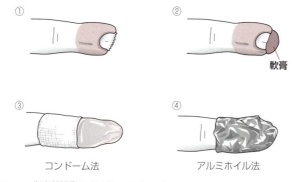

図 1-1 指尖部損傷における wet dressing
- 組織に対する処置が完了したら（①），創面に適量のエキザルベ®を塗布する（②）．未滅菌のラテックス手袋の指の部分を用いて被覆し，伸縮性のあるテープを用いて指に固定する（③）．
- ガーゼや包帯は患者が希望するときのみ使用する．基本的には痛みがなければ自由に指を使ってもらう．
- 週 1 回の通院で毎回薬浴を行い，滲出液などの汚染物だけを除去し，創面に付着した血餅は取り除かない．
- 以前はアルミホイルを用いて行われていた（④）．

縫合

1. 縫合糸の選択
❶ 材質
- 基本は合成非吸収糸でモノフィラメントであるナイロン糸(Nylon®)を使用する.
- 非吸収糸は組織反応が少なく, 感染も起こりにくいため救急の現場では第1選択となる. マルチフィラメント(編み糸)はモノフィラメントよりも強度が強く, 創の緊張が強い場合に選択する.

❷ 色
- 縫合糸の色は黒もしくは青を用い, 縫合した糸を切る長さは, 隣の縫合との距離よりは短くする(縫合の際に隣の糸を巻き込まないため). 色つきの糸で皮下縫合をすると縫合糸が皮下に透けて見えるため, 皮下縫合は白(透明)の糸で行うことが推奨される.

❸ 太さ
- 指先に対しては縫合糸の通過瘢が目立つ3-0などの太い縫合糸で縫合するべきではなく, 大腿部を6-0で細かく縫合しても皮膚の緊張によって縫合糸が切れてしまうので, 選択すべきではない.
- 縫合糸の太さの選択は以下を目安にする.

> - 上肢:肩関節〜肘関節:3-0もしくは4-0
>   　　肘関節〜手関節:4-0もしくは5-0
>   　　手関節以遠　　:5-0もしくは6-0
> - 下肢:大腿部〜膝関節:3-0, 創が小さければ4-0
>   　　膝関節〜足関節:3-0もしくは4-0
>   　　足関節〜足部　:4-0もしくは5-0
>   　　足趾　　　　　:5-0もしくは6-0

- 縫合糸は細いほど整容的には有利であるが, 創の大きさや創縁の緊張を鑑み, 太いものを選択することがある.

2. 麻酔方法
- 麻酔歴を聴取し, 副作用の既往があれば静脈路確保をしておく.
- 局所麻酔は1%リドカイン(キシロカイン®)が一般的だが, 創が大きく大量の局所麻酔を使用する場合は0.5%リドカインを使用

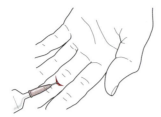

図1-2 創傷の局所麻酔

する．止血を目的にエピネフリン入り局所麻酔薬を用いると，指動脈の循環不全を引き起こし指が壊死するため禁忌である．
- 局所麻酔薬の注入は，創周囲からではなく，洗浄後に創内から行うのがよい．その際，皮膚が膨隆するように皮下組織に麻酔薬を注入すれば，少量の麻酔薬で確実な効果が得られる（図1-2）．
- 創があまりにも大きい場合は，伝達麻酔，腰椎麻酔，全身麻酔を考慮する．

❶ 指神経の伝達麻酔（Oberstブロック）

- 救急外来での創処置を要する外傷の部位は，圧倒的に指が多い．Oberstブロックは，少量の麻酔薬で確実な麻酔効果が得られ，1時間以上の創処置（創処理）も行うことができる．指の橈側と尺側にある，それぞれ掌側と背側の指神経に対して浸潤麻酔を行って，指1本を選択的に麻酔する方法である（図1-3）．
- 通常1%リドカイン（指の処置ではエピネフリン含有の麻酔薬は禁忌）を2〜3 mLずつ橈側と尺側に局所注射する．通常は背側から26〜27G針で刺入し，背側から掌側へ麻酔を浸潤させていく

MEMO　縫合後の被覆

4-0より細い縫合糸で縫合した場合は，縫合部にフラジオマイシン硫酸塩（ソフラチュール®）などの軟膏付き被覆剤や，シリコンガーゼにバシトラシン・フラジオマイシン硫酸塩（バラマイシン®）軟膏などを塗布したもので被覆するとよい．これは，創部の出血が固まりガーゼと固着すると，創のチェックのためにガーゼを剝がした際に縫合糸がガーゼに引っ張られて切れてしまうことがあるからである．感染予防としての効果は少ない（ほぼない）．

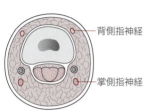

図1-3 指神経の解剖

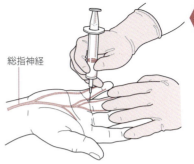

図1-4 指神経の伝達麻酔
掌側のMP皮線上から刺入すると疼痛が少ない．

が，掌側からの刺入でもよい．掌側刺入の場合はMP皮線上から刺入すると疼痛が少ない（図1-4）．

◆ 大量の麻酔薬の浸潤は末梢の循環不全を招くので控えるべきである．麻酔薬を注入する際に，助手に刺入部近位側を圧迫させると，麻酔薬が刺入部より遠位側へ流れるため少量の麻酔薬で効率よく麻酔効果を得ることができる．

❷ 局所静脈麻酔（Bier 麻酔，図1-5）

◆ 創が大きくなるにつれて麻酔薬を大量に使用する必要があるが，あまりにも広範な創の場合は，麻酔範囲も大きく処置する時間もかかるために局所麻酔による処置には限界がある．上肢（肘関節より遠位）もしくは下肢（膝関節より遠位）の広範な損傷の場合は，局所静脈麻酔が有用である．1〜2時間程度の小手術も対応でき，麻酔科医の手配が困難な施設においても外科的処置が可能となる．

◆ 用意するもの：

> - サーフロー針（22Gより太いもの）
> - 0.5％リドカイン20 mL（1％のものを2倍に希釈してもよい）
> - 駆血帯（エアターニケット：用意できない場合は血圧計のマンシェットでよい）
> - エスマルヒ（ゴム製の包帯状のバンド：用意できない場合は弾性包帯や巻軸帯でよい）

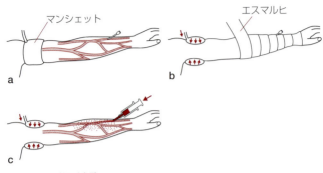

図1-5　局所静脈麻酔

◆以下で，上肢の場合について説明する．下肢の場合も同様である．

> ① 上腕部にマンシェットを取り付ける．
> ② 手背もしくは手関節レベルにサーフロー針を留置し，サーフロー針の内筒のエンドキャップを外し，これに取り付ける．三方活栓の蓋で代用してもよい．サーフロー針が抜けないようにテープで仮固定する（図1-5a）．
> ③ エスマルヒを遠位から近位に圧迫しながら巻き上げ，血液を近位へ脱血する（図1-5b）．
> ④ 駆血帯を，上肢では（収縮期血圧＋90）mmHg，下肢では（収縮期血圧＋160）mmHgで加圧する．通常処置中に血圧が上昇することが多いので，当施設では一律に上肢250 mmHg，下肢350 mmHgとしている．駆血圧が処置中に下がらないよう，送気チューブは鉗子でクランプしておくとよい．送気後エスマルヒを外す．
> ⑤ サーフロー針より0.5％リドカイン20 mLを静注する．注射器を外すとリドカインが逆流するので，再びエンドキャップを取り付け，約5分待つ（図1-5c）．

◆これにより，長時間の処置を行うのに十分な麻酔効果が得られる．例えば，処置をする範囲が手関節以遠のみの場合は，麻酔薬注入の際に助手が前腕を強く圧迫していれば，麻酔薬が静脈を逆行性に広がり組織へ浸潤していくため，より効率よく麻酔効果が得られる．

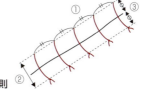

図 1-6　縫合の原則

◆ターニケットは 30 分以上使用していると「ターニケットペイン*」を訴えるが，この時点で駆血を解除しても，麻酔薬はすでに組織へ吸収されており，リドカインが全身へ回ることはない．

3 縫合方法

◆縫合の原則は以下である（図 1-6）．

> ① 各縫合の間隔は均等に
> ② 各縫合の幅は均一に
> ③ 縫合のとり幅を均等に

◆皮膚は接すればよいので強く結紮して皮膚が過度に隆起し循環障害を起こさないよう留意する．

❶ 単結節縫合（図 1-7）

◆標準的な縫合法．創の深さと刺入点から創縁までの距離が均等になるように縫合する．

❷ 真皮縫合（皮下縫合，図 1-8）

◆創が深い場合，皮下脂肪を含めた真皮を，結紮部が深層側に位置するように埋没縫合する．その上層は，表皮を単結節縫合するか，ステリストリップ™ などを用いたテープ固定を施す．

---

*ターニケットペイン：正座を長時間して下肢がしびれた経験はあると思うが，その状況でもなお正座を強要されている状態とまったく同じである．患者にとっては結構つらい状況である．手術室スタッフで試してみたが，通常 30 分で限界がくる．患者がターニケットペインを訴えたら，駆血を解除するか，鎮静して処置を続行するかは，状況において個別に判断する．

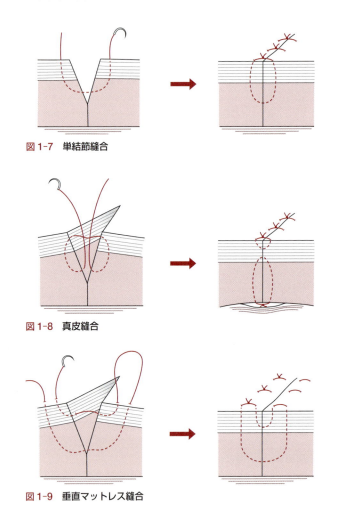

図 1-7　単結節縫合

図 1-8　真皮縫合

図 1-9　垂直マットレス縫合

❸ 垂直マットレス縫合(図 1-9)
◆ 緊張のかかる皮膚や深い創に対して行う．創面密着度が高い．真皮縫合＋真皮単結節縫合を行いたい場合，垂直マットレス縫合で代用できる．

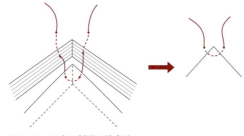

図 1-10 V 字の創縁の縫合法

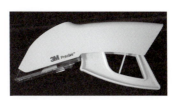

図 1-11 スキンステイプラー

❹ 水平マットレス縫合
◆ 緊張がかかる部位であまり深くない場合に用いるが，創面密着度が低く，有用でない．

❺ V 字の創縁の縫合法（図 1-10）
◆ 挫創は常に線状であるとは限らず，V 字型の角（エッジ）を有する場合がある．エッジでは一般に図のような縫合が行われているが，単結節縫合でも問題ない．

❻ 連続縫合
◆ 1 本の縫合糸を用いて創縁に連続して糸をかける方法．抜糸が容易であり，縫合の時間を短縮できる．しかし，創縁の正確な縫合には技術を要することと，1 か所の縫合糸の破綻が創の離開を招くことから，救急外来での処置としては不向きである．

❼ スキンステイプラー（図 1-11）
◆ 縫合の時間を大幅に短縮でき，創縁に過度の緊張をかけずに創を閉鎖できるメリットがあるため，頭部では毛髪下の頭皮の縫合によく用いられる．

- ◆ ステイプラー痕の問題があり，着衣から露出する部位(肘関節より遠位，足関節より遠位)の創には使用するべきではない．
- ◆ ステイプラーは消耗品であるためコスト算定できないことは経営上の問題となる．

4 出血に対する処置

- ◆ 動脈断端が血栓で止血されていることは稀でなく，洗浄により血栓が除去され出血することがあるので，初見で明らかな出血がないからと安心せず，洗浄後よく創内を観察することが肝要である．動脈性出血はバイポーラの使用を原則とする．電気メス(モノポーラ)はピンポイントでの凝固は不可能であり，他の組織を損傷する可能性があるのでブラインドでの止血操作は行わない．やむを得ず電気メスしか使用できない場合は，鉗子で動脈を摘んで，鉗子に電気メスを当てて凝固する．
- ◆ 緊急で動脈を止血するとき，かつ，バイポーラの準備に時間がかかるとき(あるいはバイポーラが手配できないとき)は，モスキートペアンで数分摘んでおけば，小動脈なら応急の止血が可能であり，それよりも太い動脈なら結紮する．静脈性の出血に対しては，軽度の周囲軟部組織の圧迫で止まるような出血は創縫合をすれば創面の組織圧が高まるために止血可能である．圧迫でもコントロールできないような出血は，バイポーラで凝固する．
- ◆ 指の動脈性出血は，通常尺側と橈側の指動脈が指尖部で吻合しているため，一方の動脈は凝固止血してよい．その際，伴走する神経に留意する．
- ◆ 両側の動脈が損傷している場合は，指の救済のために動脈吻合が必要であり，ただちに整形外科医あるいは形成外科医へコンサルト，もしくは専門機関へ転送する(図1-12)．

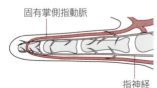

図1-12 指の動脈神経の解剖図

MEMO 救急外来でできる駆血法

動脈性・静脈性にかかわらず,活動性ではないにしろジワジワ出血し,創処置が行いにくい場合,救急外来にある物品で駆血を行うことができる.整形外科では四肢の手術の際,エアーターニケット(駆血帯)を用いて無血野で手術を行っている.いったん創部を無血野とすれば内部を観察して脈管を同定してバイポーラで凝固,あるいは縫合糸で結紮することが容易となる.処置後に駆血を解除し,止血の最終確認をする.

Bier 麻酔(☞p.7)でも触れたが,救急外来にある物品でも駆血を簡単に行うことができる.

必要なものは,① 手動の血圧計,② クランプ用の鉗子2本,③ 弾性包帯(もしくは巻軸帯)である.上肢の場合,上腕近位部に血圧計を巻き,上肢を挙上して,遠位から近位へ包帯をきつく巻き上げていく(ことで脈管内の血液を可及的に追い出していく=駆血).血圧カフを装着した部位まで包帯で巻き上げたら,血圧計を250 mmHg まで膨らませ,送気管と排気管をともにクランプすることで,駆血状態を保持する(図1-13).下肢の場合は大腿近位に血圧計を装着して,350 mmHg で駆血する.

この手技は,例えば橈骨動脈近傍をガラス片で切ってしまった患者の活動性出血にうまく対処できない場合,出血部の圧迫をしつつ専門医の到着をただひたすら待つのもよいが,とりあえず駆血をして創内を観察してみると,橈骨動脈のような太い血管は容易に同定できるので,断端ギリギリをモスキートペアンで摘んでおけばよい.専門医到着までの緊急処置として有用であり,無駄な出血量を減らせるのでぜひ覚えておきたい.

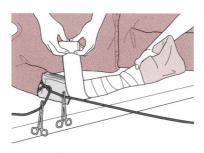

図1-13 簡易駆血法

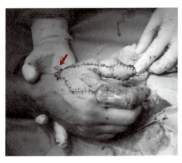

図 1-14 ペンローズドレーン留置

5 ドレーン挿入

◆ 完全に閉創し終える前に，ドレーン留置の有無を決定する．高度な汚染創や死腔が残存する場合では，創部にドレーンを留置する．通常，ペンローズドレーンに代表される非閉鎖式ドレーンを用いる．長期のドレーン留置は逆行性の感染の原因となるため，滲出液が少なくなった時点で早々に抜去する（図 1-14）．

6 縫合後のドレッシング

◆ 縫合後，創部はガーゼや包帯を用いて適度に圧迫する．死腔を作らずに縫合できても，術後に皮下血腫ができると創治癒が遷延し，また血腫は感染源となるため，適度な圧迫は必ず加える．

創傷処置後のケア

1 抗菌薬の処方

◆ 抗菌薬投与よりもきちんと創洗浄を行うことがはるかに重要である．
◆ 抗菌薬の投与は点滴による経静脈投与が原則である．ペニシリン系抗菌薬か，第 1～2 世代セフェム系抗菌薬が第 1 選択となる．創汚染が強いときはアミノグリコシド系抗菌薬を併用する．
◆ 経口抗菌薬の術後創部感染予防としての有効性は実証されていない．

2 破傷風トキソイド

- ◆ 破傷風菌は土壌の中に存在する．そのため，土や砂による汚染創の場合は，破傷風菌による汚染を考慮し破傷風トキソイド(0.5 mL)の筋注を行う．最終接種から5年以上経過した患者が対象であり，成人はほぼ全例が対象となる．小児に関しては，両親などに接種歴を聴取する．通常6歳前後に予防接種がなされている．
- ◆ 著しい土砂汚染がみられる場合は，破傷風トキソイドに加え，破傷風ヒト免疫グロブリン(250 IU)筋注による受動免疫療法を考慮する．
- ◆ 救急外来では破傷風トキソイドが過剰に投与される傾向があるが，汚染のない挫創には投与する必要はない．

3 創傷処置後の予定

- ◆ 基本は，診察した医師が専門医でなければ翌日(もしくは翌営業日)の専門医受診を勧める．居住地が遠方などの理由で転医する場合は，患者が自己判断でしばらく医療機関を受診しない間に感染した，などといったトラブル防止のため，必ず診療情報提供書を作成し，処置や投薬内容，外来受診予定日などについて記載する．
- ◆ 通常7日程度で抜糸する体幹部や頭部と異なり，四肢は通常10〜14日で抜糸となる．

第2章 外固定の仕方（シーネの当て方）

救急外来では骨折に遭遇する機会が稀ではない．本章では骨折に対する外固定の方法について紹介する．

> ### ▶ POINT
>
> 例えば，橈骨遠位端骨折を診察する場合，整形外科医であれば伝達麻酔下に前腕を牽引して徒手整復を行ってから肘上までのシーネ固定をすることが望ましいが，どの病院でも24時間整形外科医がいるわけではない．シーネを巻くためだけに整形外科医を呼ぶのはためらわれるかもしれない．初療医は救急外来ではそれなりに整復をし，それなりに外固定を施して，無事に翌日の整形外科外来を受診させることが最低限必要であり，またそれで十分である．

総論

- ◆ 救急外来で四肢の骨折をみれば，患者が入院するにしろ帰宅するにしろ，何らかの外固定を施す必要がある．しかしながら，アキレス腱断裂，あるいは捻挫，強い打撲などの場合であっても，関節の可動時痛が強ければ軟部組織の安静を目的とした外固定が必要となる．
- ◆ 単純X線を見ても骨折があるかないか判然としないときも，"assume the worst"の原則から同様に外固定が必要となる．
- ◆ このように，四肢の外固定を要する機会は多い．そこで，「シーネの手順がわからないためにうまく固定できない」ということがないよう，本章で解説する．
- ◆ 患者に対する説明について以下に記載する．
  - 明らかに四肢や脊椎の骨傷がなさそうな患者に対して，交通事故の診断目的などで行う単純X線の読影は，専門医でなくとも見逃しの不安はないであろう．しかし，外傷を契機とした強い疼痛を訴える患者の単純X線で，明らかな骨折が認められなかった場合，「本当に骨折がないのだろうか」と不安に思うケースは多々あるものと思われる．

- 整形外科専門医でも,同様に骨折の見逃しを不安に思うケースは決して稀ではない.事実,骨折が判然としないときは CT や MRI を用いて骨折を診断することとなる.ただし,単純な外傷に対しては CT や MRI を救急外来で行って診断を確定することまでは必要ない(高エネルギー外傷では JATEC のプロトコールに従って診療を進める).
- ここで重要となるのが,患者への説明内容である.患者には「明らかな転位(ずれ)のある骨折はないが,単純 X 線ではっきりとは写らない骨折もあります.いずれにせよ痛みが強いため本日は外固定をします.仮に小さな骨折が存在したとしても,救急外来での治療は同じく外固定です.後日専門科を受診して今後の治療をご相談ください」などと説明するとよい*.
- 患者がその説明に納得しない場合であっても,CT や MRI を用いて詳細に骨折の有無を評価することは救急外来での業務外であり,疾患を診断するうえでも緊急性はなく,CT や MRI の必要性はないために対応する必要はない.なぜならば,単純 X 線で明らかでない骨折は,治療上も手術加療となる可能性はごく稀なケースであり,外固定をしていれば患者に不利益はないためである.

用語の定義

◆ **ギプス/ギプス包帯**:石膏を意味する Gips(ドイツ語),Gypsum(ラテン語)が語源.古くは石膏のギプスを使用していたが,現在では小児例などに限定され,ガラス繊維製の基布に水硬性ポリウレタン樹脂を含浸させた合成樹脂製のものがほとんどである.四肢の**全周性**に巻くことによって強固な外固定を行う(casting という).しかしながら,初療の段階でギプス固定を行うと,患部の腫脹により血行障害を起こし,コンパートメント症候群の原因となりうるので,救急外来処置としては適さない.

---

*股関節痛を訴え歩行不能な患者は,股関節の外固定を行うことができないため帰宅とせず安静目的で入院か,翌朝(整形外科外来が開く)まで救急外来で待機してもらうほうが安全である.単純 X 線で骨折が明らかではなくても,大腿骨頸部骨折が存在することがあるためである.第 6 章「骨折」で詳述する.

- ◆**シーネ/ギプスシーネ**：レールを意味する Schiene(ドイツ語)が語源．英語では splint という．上記のコンパートメント症候群の予防の観点から，全周性ではなく，片側のみに当てる固定である．ギプス包帯を板状に伸ばすか，あらかじめ板状になっているものを用い，包帯を用いて四肢に巻きつけ固定する．正しくシーネ固定をすれば，それなりに強固な固定力を得られる．また片側固定であるので，浮腫が進行しても圧が逃げるスペースがあるので，外傷の初期治療に最も適した固定である．ただし固定力はギプスに劣る．
- ◆**シャーレ**：患者による着脱が可能な片側の外固定．通常はギプスをギプスカッターで割り，加工して作製する．ギプスを外してリハビリを開始する移行期に用いられる．固定力は弱く，初療には適さない．
- ◆このように，初療時の外固定はシーネが最も適している．以下は主にシーネの巻き方について解説する．

外固定の原則

- ◆外固定の原則は「**2 関節固定**」である．例えば，前腕骨骨折の場合は，両隣の関節である肘関節と手関節の 2 関節を含めた外固定を施す．しかしながら，例えば足関節周囲の骨折であれば，下腿近位から足部までの固定で十分であり，膝関節まで固定しなくてもよい．すなわち 2 関節固定はあくまでも原則であり，可能であれば 2 関節固定をすることが望ましいが，症例に応じて適宜判断する．

良肢位

- ◆整形外科的には，各関節を長期間固定していても拘縮が起こりにくい「機能的肢位(＝良肢位)」が規定されている．
- ◆救急外来で外固定するときは，必ずしも良肢位にこだわらず患部の安静による疼痛軽減を第一義的に考えた外固定をして構わない．なぜならば，シーネの固定肢位を修正する必要があれば後日の専門科受診時に適宜外固定を修正するからである．ごく短期間であれば良肢位にこだわらなくてよい．

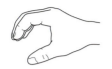
手指
物を把持する形

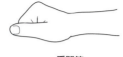
手関節
20°背屈位

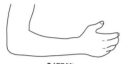
肘関節
屈曲90°, 回内外中間位

足関節
底背屈中間位（0°）

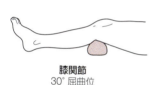
膝関節
30°屈曲位

股関節
屈曲30°, 外転10°

図 2-1 関節の固定肢位の目標

◆救急外来での各関節の固定肢位の目標は以下の通り(**図 2-1**).

- 上肢：
  - 手指(DIP 関節，PIP 関節)：伸展位．軽度屈曲していても構わない．
  - 手指(MP 関節)：軽度屈曲位(屈曲30°)．ただし，伸展ゼロでも問題ない(指に関しては，ちょうどコップを持ったときの手の形を想像するとよい)．
  - 手関節：軽度背屈(伸展20°)．ただし，伸展ゼロでも問題ない．
  - 肘関節：屈曲90°．前腕回内外は中間位．
  - 肩関節：軽度外転位(外転20°)
- 下肢：
  - 足趾(各関節)：伸展位．実際は決まった角度で固定することは

困難であり，実際は安静を保つ目的でそのままの形で固定する．
- 足関節：底背屈中間位(0°)．実際は多少底屈して固定されることが多いが，問題ない(アキレス腱断裂の場合は，腱断端が接するように底屈30〜45°で固定する)．
- 膝関節：伸展位〜軽度屈曲位(屈曲30°)．
- 股関節：軽度屈曲位(屈曲30°)，軽度外転位(外転10°)

◆ なお，肩関節と股関節はシーネによる外固定ができないので，別項(☞p.28, 33)で記載する．

ソフトシーネ(図2-2)

◆ ソフトシーネは救急車内にも常備してある簡易な副木である．アルミニウム製の支柱がウレタン製のクッションに裏打ちされており，徒手的に容易に任意の形に成形できる．これを包帯で患肢に巻きつければ副木として機能する．

◆ 後述するシーネを(自信がなくて)巻けない場合などの「とりあえずの固定」としては有用である．

◆ 局所の安静の目的は果たすことができるが，解剖学的な整復位を保持するには固定性は不十分であり，ソフトシーネの使用は応急処置としての領域を出ない．骨折に対してはソフトシーネを使用せず，しっかりと後述するシーネを巻きたい．

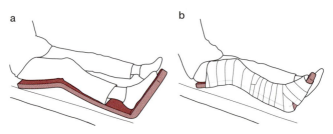

図2-2　ソフトシーネ
a：ソフトシーネを成形する．
b：包帯で巻きつける．

アルフェンスシーネ（図2-3）

- ソフトシーネと同様のアルミニウム製の簡易な副木であるが，手指用である．足趾でも使用できるが，足趾に対するアルフェンスシーネの固定は安定しないので，前足部をまとめてシーネ固定したほうが効果的である．アルフェンスシーネの太さはさまざまで，患者の指の太さや患部に応じて使い分ける．ペンチで切って適宜使用する．ソフトシーネは包帯で巻きつけるが，アルフェンスシーネはテープで固定する．
- 指を固定する場合は，拘縮予防の観点から健常部まで過剰に固定する必要はない．末節骨や中節骨の骨折であれば，固定範囲は指尖からMP関節までに限定されるべきである．基節部の骨折では，MP関節を越え手掌まで固定する．ただし，よくわからなければ，固定範囲を気にせず大きく固定してしまってよい．通常，翌日の整形外科外来で状況に応じて固定をし直すためである．
- アルフェンスの号数：幅13 mm（10号），18 mm（12号），25 mm

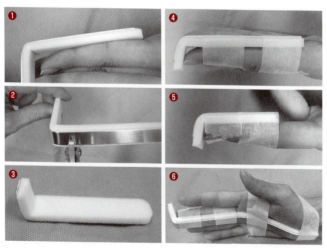

図2-3　アルフェンスシーネ
①〜③ 成形して，端を切る．④ テープで装着する．⑤ 指尖部の外傷なら中節部まで．⑥ 基節部の外傷ならMPを越えて固定する．

(13号)をよく用いる．指の太さに合わせて適宜使用する．さらに幅の広い1〜4号もあり，応急処置として使用することはあるが，常備していない施設のほうが多く，またこれらを使用するのであればシーネを着用したほうがよい．

> **▶ POINT**
>
> 固定するテープは，粘着力の強い伸縮性のテープで固定する傾向があるが，実際にはテープを除去する際になかなか剥がれず，患者は相当痛い思いをするので，和紙絆やビニールテープなど，剥がしやすいテープでアルフェンスシーネを固定したほうが患者にはやさしい．

シーネの巻き方

◆救急外来で行う外固定の基本はシーネ固定であり，整形外科医でなくとも習得すべき手技である．

1 シーネ幅の選択の目安

◆上肢は7.5 cm幅（3インチ），下肢は10 cm幅（4インチ）のシーネを選択する（図2-4）．
◆シーネを巻くときに使用する包帯も同様の幅のものを選択する．伸縮性のある厚手の弾性包帯（例：エラスコット®など）か，伸縮性のない巻軸帯*を用いる．伸縮性のある薄手の包帯（例：ソフトタイなど）はシーネの固定力が緩すぎるので使用しない．

2 用意するもの

◆一般的には以下のものを用意する．

- シーネ（例：キャストライト®，図2-4）
- 巻軸帯（図2-4）
- 綿包帯（図2-5）
- 水道水が入ったバケツ

---

*巻軸帯はもともと30 cm幅のものを裁断して作っている．そのため，7.5 cm幅のものは「4裂」，10 cm幅のものは「3裂」と呼ばれ，それぞれ7.5 cm幅が「4」，10 cm幅が「3」と表記されており，シーネの号数（インチ）と逆の表記になっているので混同しないようにする．

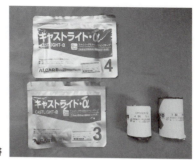

図 2-4 シーネと巻軸帯

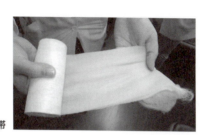

図 2-5 綿包帯

◆最近はシーネの両面をあらかじめクッション素材で覆った商品が出ており,これを使用しても構わない.この際,四肢に全周性に綿包帯が巻かれるわけではないため,後述する合併症(☞p.34)の予防のために伸縮性のない巻軸帯は用いずに,弾性包帯を用いたほうがよい.

- 綿付きシーネ(例:オルソグラス®,**図 2-6**)
- 弾性包帯
- 水道水が入ったバケツ

3 包帯の巻き方

◆シーネの下地として綿包帯を巻く場合でも,包帯を巻く場合でも,巻き方には一定のルールがある.
① 必ず遠位から近位に巻いていく.

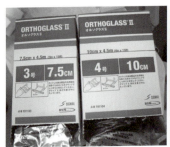
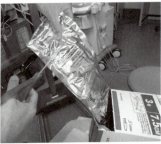

図 2-6　綿付きシーネ

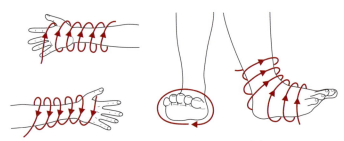

図 2-7　前腕は回外方向　　図 2-8　足関節は外反方向

　逆方向に巻いていくと，浮腫を遠位に押しやりながら巻くことになるため浮腫を増悪させることになる．
② 前腕なら回外の方向（図 2-7）に，足関節なら外反の方向（図 2-8）に巻いていく．
◆ 良肢位の保持のためには，前腕であれば回内外中間位となるように回内しないよう意識しなければならず，足関節は背屈 0°を維持するために足関節を内反しないように留意しなければならない．包帯を回外，あるいは外反方向に巻けば，良肢位での固定が行いやすい．逆方向に巻くと，巻いた包帯が縮もうとして，前腕は回内方向に，足関節は内反方向に力がかかり固定中の良肢位の保持がしにくくなる〔試しに，自分の前腕に回内（あるいは足関節に内反）方向に包帯を巻いてみるとよい．力を抜くと自然と回内（あるいは内反）してくるはずである〕．

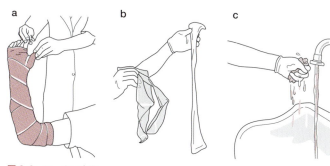

図 2-9 シーネの実際
a：綿包帯で下地を巻く．b：シーネのフィルムを剝がす．c：水で濡らす．

4 シーネの実際

① 綿包帯を遠位から近位へ向かって巻いていく．これはシーネ固定の際の下地となるものであり，シーネが直接皮膚に触れないために必要であり，さらに適度な圧迫が加わることで浮腫予防効果もある．綿包帯は幅の1/3ずつ重なるように巻いていくことで，各部位は3重に綿包帯が巻きつけられることとなる（図2-9a）．

② シーネを袋から出し，ビニール製のセパレートフィルムを剝がしてから（図2-9b），水道水につける（図2-9c）．必ず常温の水道水を使用し，温水ましてや熱湯は使用しない．シーネが固まる際にただでさえ発熱するうえに，温度が高いほどシーネの硬化が早いため，包帯を巻いている間にシーネが固まってしまう．

③ シーネを適切な部位に当て，包帯を巻きつけ固定する．各部位に対するシーネの当て方については次の通りである．なお，綿付きシーネを使用する場合は，(1)綿付きシーネごと濡らしてからバスタオルで綿の水分をとって巻くか，(2)綿付きシーネの中身を取り出して濡らしてから再び綿の間に挟んで巻く．

◆以降は綿付きシーネを用いたシーネ固定の図で解説していく．

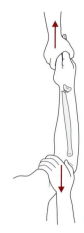

図 2-10　手関節の周囲骨折の牽引

❶ 手関節のシーネ

◆ 橈骨遠位端骨折,尺骨遠位端骨折,手根骨の骨折や手関節の捻挫などでは手関節のシーネ固定を行う.橈骨遠位端骨折に大きな転位があれば整復をしておくのがベターであるが,整形外科医以外にとってはなかなか難しいと思われる.

◆ しかし,可及的な整復であれば難しくない.あらかじめ綿包帯を巻いてから整復操作を行う.術者は一方の手で患者の母指と示指を持ち,他方の手で上腕の肘付近をもって,緩徐に,しかし強い力で母指と示指を牽引する(図 2-10).

◆ これによって,手根骨や橈骨の間にある靱帯によって骨折部が整復方向へ牽引される.完全な整復位がとれなくても,少しでも整復されれば骨折に伴う周囲の神経や血管の圧迫が解除される.

◆ 整復後,助手がシーネを水につけ,前腕のみの固定なら手掌から前腕近位へかけて掌側にシーネを当てがい包帯で固定する(図 2-11).救急外来でのシーネ固定はこれで十分であるが,前腕の回内外まで厳密に制限したい場合は,シーネを2枚(あるいは長い綿付きシーネ)を用いて,手掌から前腕掌側を越え,肘関節をまたいで前腕背側から手背までシーネを当てがい,包帯で固定する(図 2-12).このシーネは,角砂糖をつまむトングに似ているこ

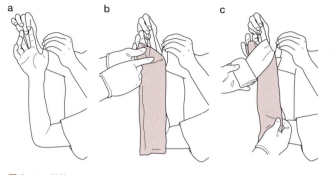

図 2-11　前腕のシーネ

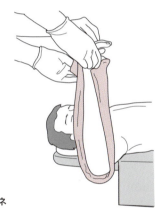

図 2-12　sugar tongs シーネ

とから，sugar tongs シーネと称される．
- もちろん，骨折を完全に整復できたうえでシーネ固定をできたほうがよいものの，すべての骨折が徒手整復で治療できるわけではない．あくまでも除痛や四肢の安定性を目的とした固定であるので，整復をする技量がない場合は無用な疼痛を患者に与えることは控え，初期治療で完全な骨折の整復位を目指す必要はない．翌日以降に整形外科を受診して，麻酔を用いた整復あるいは手術の適応の可否について診療を受けてもらえばよい．

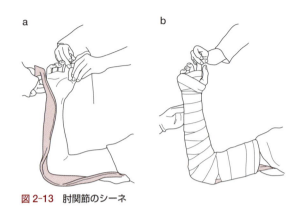

図 2-13　肘関節のシーネ

❷ 肘関節のシーネ（図 2-13）

- ◆ 上腕骨遠位部骨折（上腕骨顆上骨折や内・外顆骨折など），橈骨近位部骨折，尺骨近位部骨折（肘頭骨折など），肘の靱帯損傷などでは肘関節のシーネ固定を行う．前腕骨骨幹部骨折（橈骨，尺骨）の場合は，肘関節の固定に加え，手関節まで固定する．
- ◆ 整復は可能な限り行いたいが，転位のあるこれらの骨折は基本的に手術を要し，徒手整復は困難と思われるので，そのままそっとシーネ固定をすることになる．
- ◆ 末梢の神経障害や血流障害がないことは必ず確認する．綿包帯を手関節から肘上（上腕近位）まで巻き，肢位は肘屈曲 90°，前腕は回内外中間位として，手関節尺側から肘頭を経由して上腕筋にまで固定する．
- ◆ この際，肘関節内側の尺骨神経の存在に留意し，尺骨神経をシーネで圧迫しないようシーネの走行を考慮するか，その部位だけ包帯をゆるめに巻くよう心がける．

❸ 上腕のシーネ（図 2-14）

- ◆ 上腕骨骨幹部骨折において用いることもあるが，骨折が近位寄りであるほどシーネ固定は安定しない．整形外科医は hanging cast などを用いることもあるが，救急外来では肩関節から前腕に至るシーネ（図 2-14），あるいは後述する三角巾 2 枚もしくは三角巾と肋骨バンドによる固定ができれば十分である（図 2-15）.

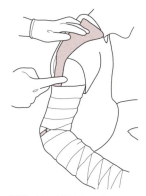

図 2-14 上腕のシーネ

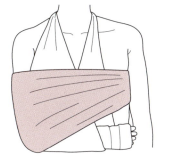

図 2-15 三角巾を 2 枚用いた体幹固定

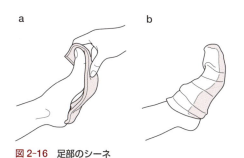

図 2-16 足部のシーネ

❹ 足部のシーネ（図 2-16）

- ◆ 足趾の骨折や中足骨骨折で用いる．この部位はアルフェンスシーネでは十分な固定が得られないため，シーネで固定したほうが安全である．
- ◆ 踵での荷重歩行は問題ない部位の骨折であるため，踵を除いた足底から趾尖をまわって足背まで，趾尖を保護するようにシーネ固定する．

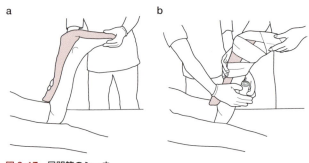

図 2-17 足関節のシーネ

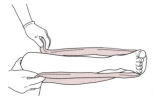

図 2-18 U 字型のシーネ

❺ 足関節のシーネ(図 2-17)

- 足関節周囲の骨折(脛骨・腓骨遠位端骨折),踵骨骨折,アキレス腱断裂などで適応となる.足関節が脱臼している場合はただちに整復を要するが,それ以外はそのままシーネ固定とする.綿包帯を巻くときは,踵部に十分に巻けていないことが多々あるので留意する.
- 足底から足関節後面を経由して,下腿後面までをシーネ固定する.肢位は,底背屈 0°の中間位固定とする.
- アキレス腱断裂の場合は,腱の断端が寄るように尖足位で固定する.救急外来では,このシーネが巻ければ十分である.
- 骨折のない足関節捻挫などでは,足関節の内反・外反を矯正する目的で U 字型のシーネを巻くこともある(図 2-18).これは足関節の底背屈を許容するものである.

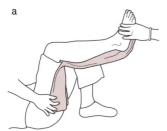 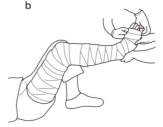

図 2-19 膝関節と下腿のシーネ

❻ 膝関節と下腿のシーネ(図 2-19)

◆ 脛骨幹部骨折などで適応となる．足関節から膝関節を越えて固定する．
◆ シーネは後面に当てる．膝関節周囲の骨折であれば，可能な限り大腿近位までシーネ固定する．
◆ 膝関節は軽度屈曲位が良肢位である．膝関節後面のシーネが，腓骨頭に当たっていないことを確認する．同部位の圧迫では腓骨神経麻痺が発生することがあり，特に留意しなければならない．
◆ 注意事項は，足関節周囲や下腿前面は他の部位と比べ軟部組織が少なく，皮膚の血流障害が比較的起こりやすいという点である．初診時にすでに軟部組織の状態がよくなければ，シーネを装着したうえで下肢を挙上して安静(RICE ☞ p.43)にする目的で入院を考慮する．施設によっては，鋼線牽引をしたり，ダメージコントロール手術として創外固定をかけたりしてしまうこともある．

❼ 膝蓋骨骨折のシーネ

◆ 膝伸展位で固定する．膝蓋骨骨折では，膝関節を屈曲しない限り骨折部はそれ以上離開しない．また，膝伸展位では大腿骨と脛骨で体重を受けるために，伸展位では膝蓋骨に負荷がかからない．したがって，膝伸展位で下腿から大腿までシーネ固定をすれば，荷重歩行は問題ない．

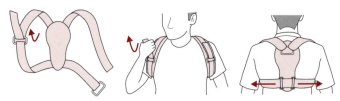

図 2-20　クラビクルフィックス

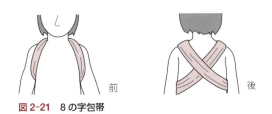

前　　後

図 2-21　8 の字包帯

特殊な固定

◆ 四肢の骨折に対するシーネ固定はこれまでに述べた通りであるが，体幹に近い部位での骨折にはシーネを装着できない．そのため，以下のように固定を施行する．

1 鎖骨骨折

◆ 鎖骨骨幹部骨折であっても鎖骨遠位端骨折であっても，既製の鎖骨バンドを使用するとよい．クラビクルバンド®，クラビクルブレースなどの商品があり，いずれも患者の背部で装具を締結しなければならず，特に独居の患者には不便である．そこで当施設では体の前面でも締結できるクラビクルフィックス（図 2-20）を使用している．

◆ これら既製品が入手できない場合は，包帯を用いて「8 の字包帯」とする（図 2-21）．いずれの方法でも「胸を張る」ことで胸鎖関節と肩鎖関節との距離を極力開大させて鎖骨を牽引し，可及的に整復位をとることを目的としている．

2 上腕骨近位部骨折（上腕骨頸部骨折・上腕骨外科頸骨折）

◆ 整形外科では，ストッキネットを用いた Velpeau 固定あるいは Desault 固定が行われるが，かなりマニアックな手技であり，これを整形外科医以外が行うのは容易でない．
◆ 上腕を体幹に固定することが目的であり，より簡易に，三角巾を2枚，あるいは三角巾とバストバンドを用いた固定を行う（☞ p.29，図 2-15）．
◆ まず1枚の三角巾を通常通りに装着した状態で，2枚目の三角巾（もしくはサイズの大きめな肋骨バンド）を用いて，最初の三角巾ごと上腕を体幹に固定する．これによって骨折部の制動がそれなりになされる．

3 大腿骨近位部骨折（大腿骨頸部骨折・大腿骨転子部骨折），大腿骨骨幹部骨折

◆ 大腿骨近位部骨折は救急外来では非常に目にする機会が多いと思われる．この部位の骨折に対する外固定は不可能であり，また全身状態が相当悪く手術麻酔に耐えられない状況でなければ，ほぼ全例が手術適応となる．そのため，まずは安静のために入院をさせる．処置としては，介達牽引や直達牽引が行われるが，牽引による長期臥床でさまざまな合併症を引き起こすため，近年は牽引を極力しない風潮にある．
◆ ただし，ベッド上に安静にしていても強い疼痛を訴えるときは，除痛を目的として牽引を行うことがある．直達牽引は整形外科医でないと躊躇しがちであるが，介達牽引（スピードトラック®牽引）は整形外科医以外でも簡単に行えるので，以下に記す．
◆ 大腿骨骨幹部骨折は，直達牽引（鋼線牽引）の適応となる．入院のうえ，整形外科医にコンサルトすることが望ましい（当日は入院のみで，コンサルトは翌日で構わない）．

▶ **介達牽引（スピードトラック®牽引）**（図 2-22）
◆ 絆創膏やスポンジゴム（スピードトラック®）を包帯で下腿に巻きつけ，これに金具をつけて重錘で牽引する．直達牽引よりも牽引力は弱く，4kg以上での牽引は皮膚障害を引き起こすため行わない．スポンジゴムの下に，Opsite®などの皮膚被覆材を先に下腿に貼っておくとよい．長期間の牽引には向かない．

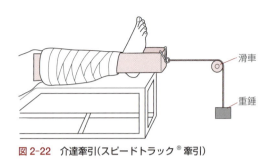

図 2-22　介達牽引（スピードトラック®牽引）

小児の骨折（第8章参照）

- 骨折が明らかで，かつ転位が小さい場合はシーネ固定を行う．これは成人と同様の対応で構わない．
- 骨折が明らかでなくても強く痛みを訴える場合，シーネを当てておくほうが無難である．ただし，**大きな転位があり整復を要する**と判断されるときは，速やかに整形外科にコンサルトすることが望ましい．なぜなら転位のある小児の骨折の場合は，入院のうえ，牽引療法を行う施設や，時間外であってもただちに手術を行う施設もあるからである．
- 小児の骨折の診断に際しては，健側を含めたX線撮影を必ず行うことを忘れてはならない．

外固定の合併症

- 意外と簡単であるシーネ固定だが，以下のような合併症が存在するので，念のため認識しておくことが望ましい．特に，腓骨神経麻痺は外固定の合併症のなかでは頻度が高い．

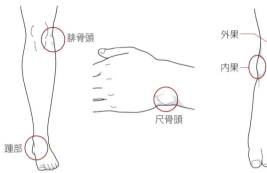
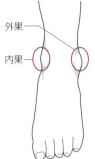

図 2-23 シーネによる皮膚潰瘍の好発部位

1 皮膚潰瘍

- 皮下に骨がよく触れる部位(図 2-23)では,シーネの圧迫により皮膚潰瘍が発生することがあるので,その好発部位を避けるようにシーネ固定をするか,好発部位周辺だけ包帯をゆるく巻くよう心掛ける.

- 腓骨頭
- 踵部
- 尺骨頭
- 足関節外果・内果

2 神経麻痺

- 最も好発する部位は,腓骨頭の圧迫による腓骨神経麻痺である.骨折の痛みで患者が症状をなかなか訴えないために発見が遅れることがある.
- 初発症状は,腓骨神経の知覚支配領域である第 1-2 趾間の知覚鈍麻である(図 2-24).この時点で圧迫が解除されれば重症化することはない.
- 母趾の伸展障害や足関節の背屈障害などの運動麻痺が発症すると,改善には長期間を要することとなるため,下腿にシーネを巻くときはシーネが腓骨頭に当たっていないかを必ず確認する.

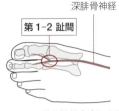

図 2-24 腓骨神経麻痺による知覚障害部位

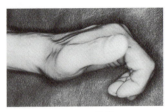

図 2-25 Volkmann 拘縮

3 コンパートメント症候群(☞p.44)

◆四肢の筋，血管，神経などは骨と筋膜で囲まれた筋区画(コンパートメント)に分けられる．もともと外傷によって組織圧が高まっている状態に加え，シーネを強く巻きすぎると，コンパートメント内の循環障害が発生し，筋や神経の機能障害や壊死が起こる．これをコンパートメント症候群という．ほとんどが下腿で発生する．

◆小児の上腕骨顆上骨折や前腕骨骨折に伴う前腕のコンパートメント症候群のうち，特徴的な肢位をとるものを Volkmann 拘縮（フォルクマン拘縮）という(図 2-25)．

第3章 そのほかの基本手技

> ▶ POINT
>
> **1** 本章では,「必ずしも知っておく必要はないが, 知っているととても有用な手技」について解説する.
>
> **2** 膝関節穿刺は, 診断にも治療にも有用で, 簡単な手技でもあるのでぜひ習得したい.

関節穿刺

- ◆ 関節穿刺は整形外科の基本手技であるが, 救急外来では膝関節の穿刺を習得しておきたい.
- ◆ 外傷により膝関節の腫脹が著明であったり, 非外傷例でも膝関節が腫れて痛くて歩けなかったりという症例をしばしば経験する. いずれの場合も関節の液体(関節液あるいは血液)の貯留により関節内圧が高まり疼痛を発症するものであり, 関節穿刺によって内圧を減じれば症状はかなり改善する.
- ◆ 外傷による膝関節の腫脹では, 関節液が血性であれば膝関節内の骨折や靱帯損傷が存在すると考えられるので, 画像所見上骨折が明らかでなくとも外固定は必要となる.
- ◆ 関節液が膿であれば化膿性膝関節炎の診断のもと, 整形外科的に緊急で関節のデブリードマンを行う必要が生じるため, 緊急性のある疾患か否かを判断するためにも有用である. 関節液が膿でなければ, 変形性関節症に伴う関節水腫や, 何らかの緊急性の少ない炎症性疾患と判断できる.
- ◆ 高齢者の急性発症の関節痛において, 非外傷性疾患では膝関節偽痛風が圧倒的に多い(膝関節と手関節に多い).

1 膝関節穿刺・外側法

- ◆ 通常の膝関節穿刺法である. 患者を診察台に仰臥位で寝かせ, 膝関節伸展位とする. 膝蓋骨を触れ, その上縁と外側縁の交点がおおよその穿刺点となる(図3-1). 関節の腫脹がある場合, この交

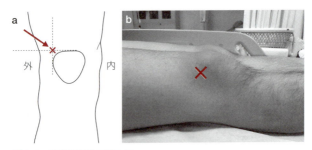

図 3-1　膝関節穿刺の刺入点

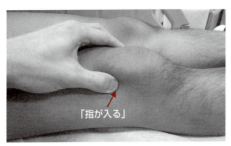

図 3-2　「指が入る」ポイント（外側法）

点を指で押さえると「指が入る」感触がわかる（**図 3-2**）．さらに，膝蓋骨を外側へ押すと，「指が入る」ポイントがわかりやすい．
- 穿刺方向は，外側から内側へ，つまり下肢の長軸と直交するように刺入する．刺入する深さは，針先が下肢長軸の正中に達する深度を目指す．この際，刺入点が適切でないと膝蓋骨後面もしくは大腿骨顆部に針先が当たってしまうが，その際は尾側ではなく，頭側へ針の向きを変えるとよい（**図 3-3**）．
- なぜならば，膝関節腔は膝蓋上囊が最も空間が大きく，ここを目標に穿刺すると安全であり，手技的にも容易なためである．尾側に傾けると，スペースの小さい膝蓋大腿関節面（膝蓋骨と大腿骨の間）に針先が向いてしまう．

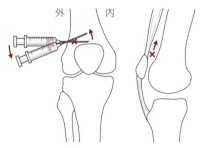

図 3-3　針先が入らなければ頭側に振る

2 膝関節穿刺・前方法

- もともと膝関節の拘縮があり膝伸展位をとれない症例や，半月板ロッキングなどで疼痛が強く膝伸展位が不可能な場合に行う．
- 膝関節前面の膝蓋腱をよく触れる．膝蓋腱の両縁（内側でも外側でもどちらでも）から 5 mm，脛骨上縁の 5 mm のところも「指が入る」点が存在する（図 3-4）．ここから，下肢長軸には水平に，約 30°正中方向に針先を向けて刺入する．
- 半月板ロッキングなど急性に疼痛が生じ膝関節を伸展できなくなってしまった症例では，穿刺ののち，針先を残した状態で 1％リドカインを 5 mL 吸ったシリンジをこの針に接続して，そのまま関節内に注入すると除痛が得られ伸展できるようになることがある．

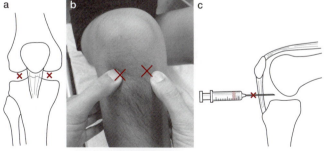

図 3-4　「指が入る」ポイント（前方法）

爪下血腫の除去

- ◆指(趾)を扉に挟んだときなどに,爪下血腫がみられることがある.もともと間隙がない爪下に血腫がたまると指尖の組織圧が高まり,持続的な疼痛を発する.疼痛を和らげるために爪下血腫を除去するとよい.
- ◆手技は至って簡単であり,18G の注射針を爪下血腫の中心部にあて,注射針を回しながら爪に刺していけば簡単に爪に穴が開き,血腫と交通する.この穴から自然に血腫が染み出てくるので,ガーゼを当てがっておけばよい(図 3-5).
- ◆爪下血腫は除去しなくとも長い時間をかけ自然吸収されるが,血腫除去・減圧は疼痛を大きく軽減するために,疼痛の訴えがある爪下血腫の場合は血腫除去をすることが好ましい.

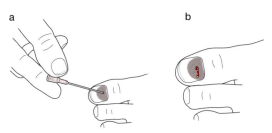

図 3-5 爪下血腫の除去
骨折を伴うこともあり,単純 X 線の撮影は必須である.18G 針で爪に穴を開けると,減圧により疼痛が軽減する.

トリガーポイント注射

- ◆救急外来では「ぎっくり腰」の患者の受診は珍しくない.急性腰痛症のほとんどは筋原性の腰痛であり,単純 X 線では腰椎に異常を認めないことが多い.正確には腰部筋筋膜炎と呼ぶが,中腰になったときや重いものを持ったときなどに,筋や筋膜の微小な損傷が起こり疼痛を発する.疼痛により歩行が困難な例も多く,救

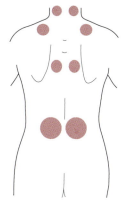

図 3-6　トリガーポイント注射をよく行う部位

急外来からの disposition に難渋することが多い．
- ◆ トリガーポイントとは，押して痛む部位（圧痛点）のことを指す（図 3-6）．腰痛で患者が動けないときに，トリガーポイントに対して 1% リドカインなどを 5〜10 mL，疼痛部位の筋肉内に局注すると，内服薬や坐剤などよりも効果的であることが多い．ただし，頻回に救急外来を受診する患者に施行すると，時間外受診のリピーターになりうるので，適応を慎重に見極めたい．また，初診であれば筋骨格系以外の腰痛を必ず除外すること．
- ◆ 薬剤の選択としては，局所麻酔薬である 1% リドカインを単剤で用いれば効果は十分である．整形外科医はワクシニアウイルス接種家兎炎症皮膚抽出液（ノイロトロピン®）やジブカイン（ネオビタカイン®），ステロイドなどを混合して用いることが多いが，救急外来には常備していないことが多く，必須の薬剤ではない．
- ◆ 腰部だけでなく，頚部，胸背部など四肢体幹のどこにでも適応はあるが，頚部や胸背部では気胸や血管への誤穿刺のリスクもあり，救急外来では腰部の施行のみにとどめておいたほうがよい．

第 4 章 **軟部組織損傷**

皮膚の処置に関しては第 1 章「創傷処置」にて解説した．本章では，それ以外の軟部組織損傷に関して説明する．なお，軟部組織感染症に関しては第 7 章（☞p.143）で解説する．

▶ POINT

1. 骨折以外の運動器損傷も救急外来では数多く存在する．緊急で対応しなくてはならないのが動脈損傷とコンパートメント症候群である．
2. 四肢末梢の動脈損傷では適切に止血を行えばよいが，四肢の比較的中枢の動脈であれば縫合の適応になるために，タイミングを逸さずに専門医へコンサルトすることが望ましい．
3. コンパートメント症候群は放置すると不可逆的な筋壊死を招くため，疑わしければ動脈圧ライン（A-line）を用いて組織圧を測定するところまでは初療医が行えるようになりたい．

打撲

- 俗に言う「打ち身」である．医学用語としては「挫傷」が正しい．体幹部の打撲と異なり，四肢の打撲は致命傷となることは稀である．初期には皮下出血や間質浮腫による患部の腫脹を起こす．高齢者は抗凝固薬を内服していることも多く，受傷の程度に比し皮下出血が著しい症例も珍しくないので留意する．
- 高エネルギー外傷では，骨折がみられなくても高度な腫脹からコンパートメント症候群に陥る症例もあり，これを見逃すと筋壊死などの不可逆的変化を引き起こすため，詳述する．

1 診断と治療

- 受傷機転を詳細に聴取し，単純な打撲でなければ単純 X 線の撮影を考慮する．著明な運動時痛を訴える場合も，骨折を考慮し単純 X 線の撮影を行う．また，単純 X 線で骨折が明らかでない場合も，靱帯損傷（☞p.47）や稀に腱皮下断裂（例：マレット指 ☞

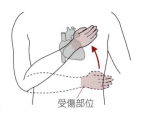

図4-1 三角巾をする場合の留意点
受傷部位が心臓より低位とならない．受傷部位

p.53)が起こることがあるので，これらも確認する．

◆ 治療は，症状の増悪予防と疼痛の緩和である．一般的に"RICE"と覚える．

> R：rest（安静，固定）
> 　治療の基本は患部の安静である．関節近傍の打撲の場合は，しっかりとした安静を保つために外固定も考慮する．
> I：icing（アイシング）
> 　冷却による末梢神経への直接的な作用による除痛効果，血管透過性減弱や局所の代謝低下による抗炎症効果などがあると言われている．
> C：compression（圧迫）
> 　皮下出血の増大や浮腫の予防目的に物理的な圧迫が肝要である．包帯や医療用ストッキングなどで血流障害を引き起こさない程度の適度な圧迫を加える．
> E：elevation（挙上）
> 　compressionと同様の目的で患肢を挙上する．心臓との高低差を利用するため，臥位で，枕や架台を用いて患肢を挙上するのが効率がよい．手の骨折など前腕以遠の外傷では，三角巾を使用すると患部が心臓より低位のまま保持されることとなり，浮腫が増大する．安静目的で三角巾を使用する場合は，受傷部位が心臓より低位とならないように留意しなければならない（図4-1）．

◆ このほか，適宜非ステロイド性消炎鎮痛薬（NSAIDs）や外用薬を処方してもよいが，あくまでもRICEが優先される．

❷ コンパートメント症候群(筋区画症候群)

◆ 四肢の筋は骨,筋膜,骨間膜によって形成されるコンパートメント(筋区画)によって包まれている.このコンパートメント内圧が高まると,コンパートメント内を通過する血管および神経が傷害され,虚血,神経麻痺,筋の壊死などを引き起こす.これをコンパートメント症候群という.
◆ 四肢のうち,しばしば問題となるのは下腿であり,小児では骨折に伴う前腕のコンパートメント症候群もみられることがあるが,大腿と上腕では稀である.
◆ スポーツなど慢性的な筋の使用や圧迫による慢性型と区別するため,外傷に伴うものを急性型と呼ぶ.

❶ 原因
◆ 重度の挫傷や骨折に伴うものが多く,稀にヘビ咬傷,ギプス固定に伴うこともある.

❷ 症状
◆ 主な初発症状は疼痛と腫脹であり,進行すると感覚障害や運動障害が出現する.他動的に筋を伸張させたときに疼痛を訴える場合は本症を考える.
◆ コンパートメント症候群の代表的な症状は5P〔疼痛(pain),蒼白(paleness),脈拍消失(pulselessness),感覚異常(paresthesia),麻痺(paralysis)〕であるが,これらのうち<u>脈拍消失は必ずしも認められない</u>.
◆ これは,コンパートメントの内圧が上昇して細動脈を閉塞しても,動脈本幹の圧力より低いためである.コンパートメント内圧が高くても脈拍が触れるからと減張切開を躊躇していると,筋の壊死など不可逆的変化の原因となる.
◆ なお,冷感(poikilothermia)を含め6Pとすることもある.

❸ コンパートメント内圧の測定
◆ 古くはneedle manometer法や携帯型内圧測定器が用いられてきたが,いずれも計測値が不正確であったため,現在は使われない.
◆ 動脈圧測定ライン(A-line)を用いたコンパートメント内圧測定は,現在の標準的手技であり,施行者による誤差が少なく,短時間で複数箇所の測定ができ簡便である(図4-2).

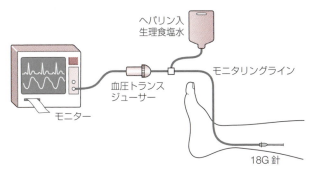

図 4-2 A-line を用いたコンパートメント内圧測定

- 正常ではコンパートメント内圧は 20 mmHg 以下であり，40 mmHg 以上もしくは(拡張期血圧 − 30) mmHg 以上では減張切開の適応がある．30〜40 mmHg であっても，臨床所見を優先して減張切開の適応を決める．
- 筋が壊死したあとの減張切開は感染のリスクを高めるのみであり，四肢切断の原因ともなりうる．6〜8 時間の虚血で筋が壊死に陥るため，躊躇せずに適切に適否を判断する．

❹ 治療

- コンパートメント症候群では，保存治療の場合は，動脈血流低下を悪化させるために**患肢の挙上を行わない**ことが肝要である．
- 下腿には前方，外側，深後方，浅後方の 4 つのコンパートメントが，前腕には掌側，背側，橈側の 3 つのコンパートメントがある(図 4-3)．
- コンパートメントの開放は緊満部の限局的な切開では意味がなく，コンパートメント**全長**の切開線をおくほうがよい．
- 開放したままだと皮膚の短縮を招き，二期的な閉創時に皮膚が寄らなくなるため，ゴム製の血管テープなどで shoe lace suture を行っておくとよい(図 4-4)．なお，切開後の創処置や閉創は専門科に委ねればよく，初療医はいかに迅速に減張するかのみを考慮すればよい．

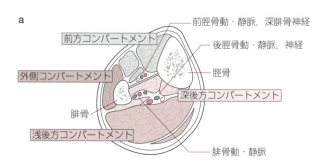

図 4-3　区画(コンパートメント)
a：下腿の区画(下腿中央横断図)．**b**：前腕の区画(前腕中央横断図)．

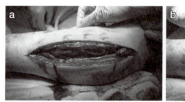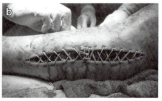

図 4-4　下腿の減張切開(a)と shoe lace suture(b)

靱帯損傷，捻挫

◆ 骨と骨は関節の「袋」である関節包によって連結されている．関節包の線維成分が一部束状に肥厚したものが靱帯（関節包靱帯）であり，関節を制動している．例えば指節関節は，屈曲伸展方向に可動性が存在することは正常であるが，側方への可動性はなく，それが存在すれば異常であり，側副靱帯の損傷を示している．

◆ 関節包靱帯のほかに，関節包と独立した靱帯（例：膝の十字靱帯）も存在する．

◆ 外力により関節に生理的関節可動域を超えた運動が強制されたときに靱帯が損傷を受ける．一般的に捻挫（sprain）は脱臼や骨折を伴わない靱帯損傷を表し，その程度により1〜3度に分類される．

- 1度：靱帯の部分断裂，関節包は温存．
- 2度：靱帯の部分断裂，関節包も一部損傷．
- 3度：靱帯の完全断裂，関節包も断裂．

◆ ただし，この分類は覚えなくてよい．救急外来では，靱帯損傷の可能性の有無を判断し，靱帯損傷が疑われたら外固定（シーネ）を装着すれば，後日に整形外科を受診させることで問題はない．

1 診断と初期治療

◆ 外傷により関節局所の疼痛や腫脹を認めるものの，単純X線で骨折が認められない場合は靱帯損傷を疑う．

◆ 単純X線で，関節近傍の微小骨片が認められる場合には靱帯付着部の剥離骨折であり，靱帯損傷と同等に扱い，外固定（シーネ）を施す．

◆ 靱帯損傷の保存治療の原則は，打撲と同様に"RICE"である（☞ p.43）．

◆ 救急外来で遭遇する機会の多い靱帯損傷の部位と診断法を以下に記載する．

❶ 手指

◆ 若年者はボールでの突き指，高齢者では転倒による受傷が多い．指のなかで最も受傷頻度の高いPIP関節を例に解説する．

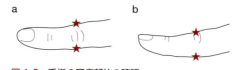

図 4-5　手指の圧痛部位の確認

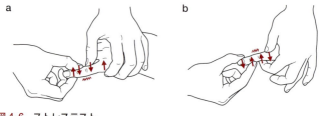

図 4-6　ストレステスト

- **画像検査**：単純 X 線を見慣れていなければ，健側も撮影して比較するとよい．
- **圧痛部位**：関節の両側面，背側，掌側の 4 点の圧痛を確認する（図 4-5）．側副靱帯を損傷している場合，側方に圧痛を認める．掌側に圧痛点がある場合は掌側板の損傷を疑う．
- **ストレステスト**：側副靱帯に圧痛を認める場合，損傷方向にストレスをかけると疼痛が増強することで，靱帯損傷と診断できる（図 4-6）．ただの打撲ではストレステストでは著明には疼痛は増強しない．靱帯の完全断裂ではストレスをかけると関節の異常可動性が認められる（ストレスをかけた状態で健側と併せて単純 X 線を撮影することで異常可動性を確認することができる）．

❷ 足関節

- **画像検査**：足関節だけでなく，踵骨前方突起や第 5 中足骨に骨折を伴うこともあるので，必ず足関節 2 方向および足 2 方向の合計 4 枚の単純 X 線の撮影を行う．
- **圧痛部位**（図 4-7）：足関節外側は腓骨外果の前下方（前距腓靱帯），下方（踵腓靱帯），後方（後距腓靱帯）の 3 か所，足関節内側は内果下方（三角靱帯），さらに足部外側は二分靱帯付着部と第 5 中足骨基部の合計 6 か所の圧痛部位を確認する．

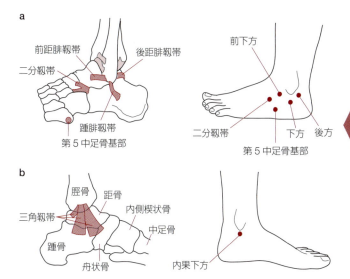

図 4-7 足関節の圧痛部位
a：外側．b：内側．

- 圧痛があれば外固定を行う．整形外科医は手術適応を決めるためにストレス撮影（足関節内反，外反，前方引き出し，後方引き出し）を行うことがあるが，救急外来ではそこまで行う必要はない．

❸ 肘関節

- 転倒や転落時に手をついて受傷することが多い．
- **画像検査**：上腕骨遠位端骨折や橈骨頭骨折を認めるときは，骨折部位と対側の靱帯損傷を合併することが多いため，これを念頭において診察を行う．
- **圧痛部位**：上腕骨内側上顆/外側上顆および橈骨頭の圧痛を確認する（図 4-8）．
- 骨折が明らかでなくても疼痛が強ければ肘関節屈曲 90°，前腕回内外中間位でのシーネ固定を行う．手指と同様に内反あるいは外反ストレスをかけた状態での単純 X 線の撮影は靱帯損傷の診断に有用である．

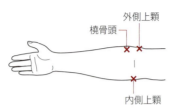

図 4-8　肘関節の圧痛部位

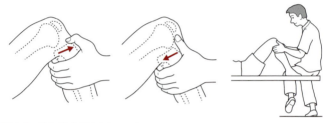

図 4-9　前方/後方引き出しテスト

❹ 膝関節

- スポーツや交通事故による受傷が多い．損傷しやすい靱帯は，内側/外側側副靱帯（関節包靱帯）と前十字/後十字靱帯（関節内靱帯）である．半月板損傷も合併しやすい．
- **画像検査**：単純 X 線で骨折を認めなくても膝関節の腫脹があれば靱帯損傷を念頭におく．靱帯の付着部骨折が起こることもある．診断には MRI が有用であるが，救急外来では行う必要はない．
- **圧痛部位**：側副靱帯損傷では膝関節の内側あるいは外側に圧痛を認める．膝関節の内外反を強制し，疼痛が増強するなら靱帯損傷と考える．膝関節での内側/外側側副靱帯の完全断裂は珍しい．
- 前十字/後十字靱帯は膝関節の前後方向の制動を行っている．関節内靱帯であり，圧痛部位は存在しない．膝関節の前十字靱帯損傷で前方不安定性，後十字靱帯損傷で後方不安定性を認める．膝関節屈曲位で下腿を前方および後方に引き出し，健側と比較して患側が「ゆるい」なら，靱帯損傷と診断する（**図 4-9**）．

筋・腱損傷

1 開放性損傷

- 挫創や切創では，皮下の筋，腱の損傷を伴うことがある．創が大きく，創部から筋や腱の断端が見えている場合は容易に診断できるが，ガラスやナイフでの損傷では創が小さくても常に筋・腱の損傷を念頭におく．
- 例えば，前腕の挫創では，手関節の掌背屈，すべての指がそれぞれ伸展屈曲が可能かチェックする．
- 手掌や指の掌側での受傷では，浅指屈筋と深指屈筋の一方だけが損傷することもある（☞POINT）．

▶ POINT

FDSテスト，FDPテスト（図4-10, 11）

1. 指の屈筋には浅指屈筋（FDS：flexor digitorum superficialis）と深指屈筋（FDP：flexor digitorum profundus）があり，それぞれPIP関節，DIP関節を屈曲する作用がある．FDSは浅層を走行するが，腱交叉以遠ではFDPが浅層に出てくるため，FDS単独損傷も，FDP単独損傷もありうる．

2. FDP損傷ではDIP関節が屈曲できなくなり，FDS損傷ではPIP関節の屈曲力が低下する（FDPにより多少屈曲できる）．腱損傷で2本のうち1本だけの損傷では一見すると指の屈曲運動に異常がないようにみられるので，指の屈側の腱損傷を疑うときはFDSテストとFDPテストを行って確認を行う必要がある．

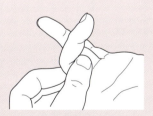

図4-10 FDSテスト
FDS損傷ではPIP関節は屈曲できない．指基節部を押さえ，指を屈曲できなければ，FDSが断裂している．

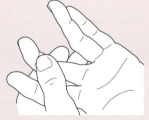

図4-11 FDPテスト
FDP損傷では，DIP関節は屈曲できない．指中節部を押さえ，指を屈曲できなければ，FDPが断裂している．

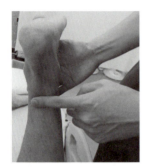

図4-12 アキレス腱断裂の陥凹

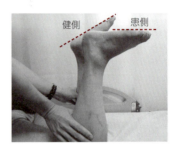

図4-13 Thompsonテスト

健側　患側

- 腱損傷は緊急性はなく，待機的に手術室での縫合の適応となるため，救急外来では感染の予防に主眼を置いて治療する（ただし，腱の短縮を考慮し，早々の手術対応が望ましい）．
- 腱損傷が肉眼的に明らかである場合，デジタルカメラで創内の撮影を行って記録しておく．次に念入りに洗浄したのちラフに閉創し（手術の際に創を改めて展開するため，密に縫合する必要はない），デジタルカメラの写真とともに後日，整形外科を受診させる．

2 閉鎖性損傷

- 閉鎖性損傷の代表はアキレス腱断裂である．そのほかに救急外来で遭遇することのある閉鎖性腱損傷には，突き指で受傷する腱性槌指（腱性マレット指：mallet finger of tendon origin）がある．

❶ アキレス腱断裂

- スポーツ中に「突然後ろから足を蹴られた」ような感触とともに受傷することが多い．また，脂質異常症のコントロール不良の患者では，歩行中や階段の昇降などの軽微な外力で受傷することもある．
- アキレス腱が切れていても歩行はでき，ほかの腱の作用で足関節の底屈も可能であるが，診断はアキレス腱に陥凹を触れるために容易である（図4-12）．
- 腹臥位で膝を屈曲させた状態で腓腹筋を握ると，断裂側だけ足が底屈しない（Thompsonテスト，図4-13）ことも診断を助ける．

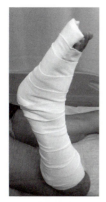

図 4-14 足関節底屈位での
シーネ固定

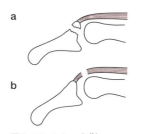

図 4-15 マレット指
a：骨性マレット指.
b：腱性マレット指.

- 保存治療を推奨する施設もあるが再断裂のリスクが高く,基本的には手術治療が望ましい.手術は局所麻酔下でも十分行える.
- 救急外来ではアキレス腱の断端が寄るように足関節底屈位でシーネ固定をし(図 4-14),後日,整形外科を受診させる.

❷ 腱性マレット指

- 突き指で受傷することが多い.
- マレット指には末節骨近位端の伸筋腱付着部の剝離骨折を伴う骨性マレット指(図 4-15a)と,腱付着部での腱断裂が生じる腱性マレット指(図 4-15b)がある.
- 腱性マレット指の手術成績は保存治療と同等とされるため,基本的には保存治療の対象となるが,腱を縫合できる症例もあり,専門医の判断に委ねる.
- 救急外来では,マレット指に対して DIP 関節伸展位(可能であれば過伸展位)でのアルフェンスシーネ固定を行う.骨性マレット指であっても同様の固定を行う.

神経損傷

- ◆ 筋・腱損傷と同じく切創，刺創での受傷が多い．創以遠の知覚障害を認める場合には神経損傷を念頭におく．
- ◆ 特に問題となるのが手や指の神経損傷であり，指尖部の感覚障害は日常生活での巧緻作業に大きく影響する．創部から神経断端が見えなくとも，指先の感覚障害が外傷後に出現した場合は神経損傷を疑う．
- ◆ 神経損傷は待機手術で十分であるので，創を洗浄しラフに縫合したうえで，後日に整形外科を受診させる．特に外固定は必須ではない．

1 指尖部の感覚障害

- ◆ 創処置のための局所麻酔を行う前に知覚障害を確認しなければならない．
- ◆ 各指の橈側および尺側の感覚を確認し，正常部の知覚を10，無感覚の場合を0とした場合の知覚を患者に評価させ，これをカルテに記載するのが一般的な表記方法である（図4-16）．
- ◆ 知覚検査をしている部位を患者が見ていると，知覚がなくても知覚があるような錯覚が起こるため，患者の目をつぶらせて知覚検査を行うことが望ましい．

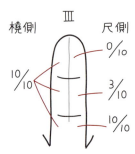

図4-16 指の知覚障害の記録法

血管損傷

- ほとんどが開放性損傷であり，挫創，切創などで受傷する．
- 動脈損傷の症状は，コンパートメント症候群の項(☞p.44)でも記した5P，すなわち疼痛(pain)，蒼白(paleness)，脈拍消失(pulselessness)，感覚異常(paresthesia)，麻痺(paralysis)である．
- そのほか，末梢のチアノーゼがみられる．神経に対する血流障害による知覚障害や，病勢が進行すると稀に運動障害もみられることがある．
- 筋・腱損傷や神経損傷と異なり，ただちに治療を要する．四肢の静脈損傷は一般的に止血さえできれば問題ないが，動脈損傷の部位によっては血管縫合を必要とすることがあるため，救急外来の担当医は，損傷部位の評価と初期の止血を行わなければならない．

1 止血の基本

- 四肢の動脈性出血は，通常出血部にガーゼを当て徒手的に圧迫し，さらに圧迫部位を挙上することで止血できる．したがって，動脈性出血を認める患者に対応する場合，まずここまでの処置を急げばよい．
- その後，自ら出血部位の血管を同定して止血する自信がなければ，この状態を維持しつつ，整形外科医(あるいは血管外科医)をコールする．出血量が不明であれば念のため静脈路を確保しておくことが望ましい．
- 自ら止血操作を行う場合は，徒手圧迫を解除しつつ弾性包帯などで出血部を圧迫することで次の操作に移ることができる．エアターニケットあるいは簡易駆血法(☞MEMO 救急外来でできる駆血法, p.13)で駆血を行ったら，創内の観察を行う．止血操作を急ぐあまり盲目的に創内を鉗子などでクランプすると，隣接する神経を挟んで損傷してしまうことがある．また，血管吻合を行う場合を想定して，血管の断端ギリギリでのクランプが望ましいため，同様に盲目的なクランプ止血は行ってはならない．
- 駆血を行えない四肢近位での動脈出血が認められる場合は，手術室に移動してから止血操作を行うのが望ましい．

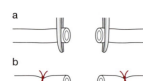

図 4-17　血管の処理法
a：鉗子で挟むときは，断端ギリギリで．
b：結紮するときは，端から余裕をもって．

2 止血法

- 創内をよく観察する．動脈断端の凝血塊によって止血されていることがあるので，生理食塩水でまず創内をよく洗浄する．動脈は弾力があることで静脈と区別がつき，管腔があることで神経と区別することができるので，同定はそれほど困難ではない．
- 小さな径の動脈は，バイポーラ〔もしくは鑷子でつまんでモノポーラ＝電気メス〕で凝固止血すればよい．
- 鑷子の先端よりも太い径の動脈であれば，極力断端寄りで血管をモスキートペアンなどでつまんで止血する．
- 血管縫合をする可能性を考慮し，血管の長さを極力犠牲にしないことが肝要である（図 4-17）．
- 永久止血とする場合は結紮する．結紮糸が accidental に外れる可能性も考慮し，断端より少し余裕を持った位置で結紮するほうがよい．

❶ 指の止血

- 指の挫創において，背側の受傷では骨の存在によって外傷が掌側の血管神経束まで及ばないことが多いが，掌側の受傷では屈筋腱とともに血管神経束まで損傷が及ぶことがある．
- 通常，指の動脈は尺側と橈側の血管が末梢で吻合しているため（☞図 1-12，p.12），片側の損傷では指の壊死が起こることは少ない．
- したがって，よく指尖部の色調を観察し，明らかな血流障害がない場合，片側だけの動脈損傷であれば凝固もしくは結紮により止血して構わない．
- 両側とも損傷がある場合は，少なくとも一方の血管の吻合を行う必要があるため，整形外科（あるいは血管外科，形成外科）に至急コンサルトを行わなくてはならない．

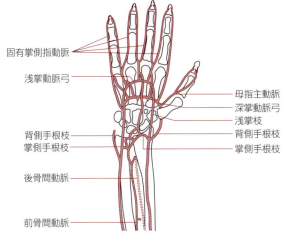

図 4-18 橈骨・尺骨動脈の走行

❷ 手関節の止血

- ◆ 橈骨動脈と尺骨動脈は，通常は浅掌動脈弓と深掌動脈弓で吻合があるため（図 4-18），一方の血管が損傷しても，末梢の血流障害は起こらない．しかしながら，吻合がみられない例が 10％ほど存在するため，末梢の循環障害の有無を評価する必要がある．
- ◆ 将来的な血流障害（新たな外傷や動脈硬化などによる）を考慮し，いずれにせよ縫合が可能であれば血管の修復が望ましい．

❸ 動脈損傷部位における末梢壊死

- ◆ 上肢では側副血行路が発達しているので，主幹動脈が損傷されても末梢が壊死に陥ることは少ない．
- ◆ しかし，肘関節より高位の動脈損傷は末梢の壊死のリスクがある．
- ◆ 下肢では，主幹動脈の損傷による末梢壊死のリスクは，上肢よりも高い．
- ◆ 例えば，膝窩部の動脈損傷は高率に壊死を引き起こすため，血管修復が適応となる（図 4-19）．

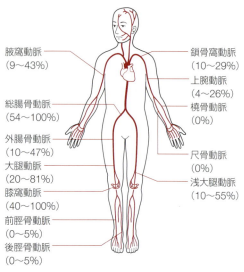

図 4-19　血管損傷壊死率

そのほかの特殊な損傷

1 四肢や指の切断

- ◆切断症例は整形外科専門医（指なら形成外科医でも）による対応が必要となる．しかしながら，専門医到着までただ待つのではなく，初療医は初期治療には対応できなければならない．
- ◆具体的には，動脈性出血の止血，創部の洗浄，および感染の予防（抗菌薬投与，破傷風予防）である．
- ◆動脈性出血に対しては，出血部位の圧迫，余裕があればバイポーラによる凝固，ある程度の太さの動脈であれば鉗子でのクランプあるいは結紮を行う．
- ◆動脈のクランプや結紮は，血管を縫合する可能性を考慮し，できる限り出血点の近傍で行うこと．
- ◆エアターニケットあるいは簡易駆血法（☞MEMO 救急外来でできる駆血法，p.13）を使用すると出血のコントロールができ，創内の観察が容易となる．盲目的な止血操作は，神経などほかの組織

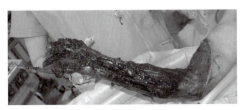

図4-20 デグロービング損傷（右上肢の例）

の損傷を引き起こすおそれがあるため，禁忌である．出血点が明らかでない場合は，創部を強く圧迫して止血する．
- 出血量が多ければ静脈路を確保し細胞外液を投与する．輸血も考慮する．
- ある程度出血がコントロールできたら，患者の全身状態を観察しながら整形外科医の到着を待つ，あるいは専門機関への転送をする．
- 切断指（肢）は常温で保存せず，ビニール袋に入れ，このビニール袋ごとさらに氷水に浸し，保存しておく（これにより再接着を行う場合は6〜8時間の猶予が得られる）．直接氷水に浸してはならない．

2 デグロービング損傷

- 工業用機械や交通事故の際に上肢や下肢を巻き込まれて，皮膚が「ずる剥け」になるような外傷である（図4-20）．損傷以遠の皮膚が手袋（グローブ）を脱ぐように全周性に剝脱されるためにこのように呼ばれる．
- ただ単に皮膚の問題ではなく，四肢の機能障害や血流障害から切断を要することもある．骨折や筋，腱，血管や神経の損傷も伴うことがあり，多くの場合，複数回に分けた修復術が必要になる．
- 救急外来で初療を担当する医師は，皮膚以外の損傷も念頭に検索を行い，初期治療を担当する．
- 手指，手背などのデグロービング損傷は以下の処置を行ったのち，翌日専門科の受診を誘導して帰宅として構わない．しかしながら広範なデグロービング損傷では，専門医（整形外科あるいは

形成外科)にコンサルトを行うべきである．
- 救急外来での処置としては，下記を行う．

> - 創の洗浄
> - 汚染された皮膚や血流の悪い皮膚のデブリードマン
> - 感染予防のための抗菌薬投与
> - 可能な範囲での創部の皮膚での被覆（つまり縫合処置）
> - 残った露出部は乾燥しないように軟膏で wet dressing

- さまざまな医師が皮膚の状況を頻回に見るために創のドレッシングをその都度開ける必要がないよう，デジタルカメラやポラロイドカメラで写真を撮影しておくことも忘れてはならない．
- 広範なデグロービング損傷では，全身のバイタルサインの異常をきたすことがあり，抗菌薬の投与や皮膚血流の経過観察のため，可能であれば入院加療を検討する．

第5章 脱臼

　外傷により関節を構成する相互の骨の位置関係が完全に失われたものを脱臼と呼び，一部接触を保ったものを亜脱臼という．脱臼により関節包が一部破綻し，これが骨の間に嵌頓していると徒手整復が困難なことがある．

　関節が脱臼すると，強い痛みを訴え，単純X線では明らかな骨の位置異常を認め，外見上も特異な肢位をとるため，脱臼の診断は容易である．脱臼は強い疼痛を伴い，関節も動かせないため，診断後はただちに整復する必要がある．

　救急外来で遭遇する脱臼は，肩関節脱臼が全体の50％と最も多く，肘や指の脱臼がその次に多い．これらの脱臼の整復方法について詳述する．

▶ POINT

1. 脱臼の整復操作は経験がないと「怖くて」行いにくいが，怖がる必要はない．脱臼の整復の基本は「牽引しながら戻す」ことに尽き，暴力的な整復操作を加えなければ何事もなく整復できる．
2. 脱臼整復は即座に行う必要があり，整復操作が成功しない場合は整形外科にコンサルト，あるいは対応可能な施設へ転送する．

脱臼の診断

- 脱臼すると，痛みのために関節の著明な運動制限を認める．また，その部位の関節を触れると陥凹あるいは突出を触れ，明らかな左右差が認められる．
- これでおおよそ診断はつけられるが，必ず単純X線を撮影すること．できるのであれば2方向撮影を行う．これにより脱臼の位置が判明するので，整復するべき方向が決まる．また，整復時に稀に医原性の骨折を起こすことがあり（図5-1），受傷時の骨折なのか，整復後の骨折なのかも明確となる．
- 脱臼整復後も必ず単純X線を再撮影し，脱臼が適切に整復されていることと，新たな骨折が発生していないかを確認する．

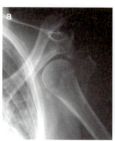
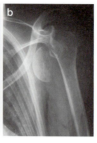

図 5-1 整復前(a)，整復後(b，医原性の骨折)

- 整復当日は再脱臼予防のため外固定を行っておくことが望ましい．また，脱臼時に靱帯損傷を合併していることもあり，外固定や後療法のことも合わせ，翌日以降に整形外科を受診させる．

脱臼整復時の麻酔

- 疼痛がある状態では筋が収縮しており，この収縮に対抗する力で四肢を牽引して整復操作を行うことは困難である．1回の整復操作で成功しない場合は，その操作をいたずらに繰り返すことなく，必ず適切な麻酔を行ってから整復する．
- 指の脱臼であれば，Oberstブロック(☞p.6)を用いて整復するとよい．それ以外の脱臼では，静脈ルートを確保してプロポフォール(ディプリバン®)やチオペンタール(ラボナール®)を使用する．
- 関節内への局所麻酔薬注入は意味がない．また，整復ができないからと麻酔科管理で手術室で整復を試みたり，透視室で整復を試みたりすることがあるが，単純X線で脱臼の位置を確認していれば透視像を見ながら整復する必要はまったくなく，そもそも整復されれば明らかな整復感がある．整復は適切に行われればほんの一瞬でなされるため，わざわざ全身麻酔をかける必要もない．救急外来で数秒間の鎮静をするだけで十分である．
- 静脈麻酔法

  ① 静脈ルートを確保し，SpO_2 モニターをつける．念のため，バッグバルブマスク(アンビューバッグ)などの換気用マスクを必ず

準備しておく．
② チオペンタール(ラボナール®)もしくはチアミラール(イソゾール®)なら2 mg/kg静注，プロポフォール(ディプリバン®)なら0.8 mg/kg静注する．
〔通常これらの麻酔薬は20 mLのキットになっているが，**いずれの薬剤も(体重kg÷12)mLを静注**すればよい．例えば体重60 kgの患者であれば5 mL静注する〕．麻酔効果が不十分であれば，適宜追加する．
③ 通常，数秒〜十数秒で意識がなくなる．意識がなくなった直後に整復操作を行うと容易に整復される．
④ 通常，整復後数秒〜数十秒以内に意識が回復する．使用する麻酔薬の量が多すぎると自発呼吸が抑制されるが，そのようなときは慌てずに，マスク換気を行って自発呼吸の再開を数分待てばよい．常にモニターでSpO₂の低下がないかを監視することが肝要である．
⑤ 整復後は必要に応じて適切な外固定を施し，意識が回復してから30分程度の経過観察ののちに帰宅させる．

整復法

◆ 以下，各関節の整復方法を解説する．

1 肩関節脱臼(図5-2)

◆ 人体のなかで最も脱臼しやすい関節であり，90%以上が前方脱臼である．前方脱臼の整復法は成書にさまざまな方法が記載されているが，整復時の骨折や血管，神経損傷の観点から，外転挙上整

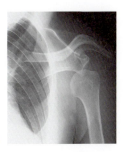

図5-2　肩関節脱臼

復法(Steel 法)が最も頻繁に行われている．しかし，最も痛みの少ない安全な整復法として二重牽引法も用いられるようになってきた．以下にその手順を紹介する．

❶ 外転挙上整復法(Steel 法)

① 患者は診察台の上で仰臥位．
② 患者肘伸展位で，術者は片手で肘関節，他方の手で手関節を保持．
③ 強くは牽引をせず，激痛を感じさせないようゆっくり時間をかけ前額面上を外転していく．
④ 90°外転位で長軸方向に牽引をかけながら，肘関節を持っていた手で肩関節を保持，母指で骨頭を確認する．
⑤ そのまま水平屈曲していくと，約 45°前方で整復される．母指で骨頭を前方より軽く圧迫して整復の補助するのもよい．
⑥ この時点で整復ができなければゼロポジション(☞POINT)方向へ挙上させて整復を完了させる．
⑦ 整復後は矢状面で患肢を降下させる．

▶ POINT

ゼロポジション(zero position, 図 5-3)
肩関節が最も安定した肢位のことで，肩関節挙上約 140°，外旋約 45°の位置である．肩甲棘と上腕骨の骨軸が一致する．上肢をゼロポジションに挙上していくことにより，肩関節の 4 つの筋群，すなわち第 1 群(棘上筋，棘下筋，小円筋，肩甲下筋の腱板筋群)，第 2 群(広背筋，大円筋，大胸筋)，第 3 群(三角筋，烏口腕筋)，第 4 群(上腕二頭筋，上腕三頭筋)の走行が一定方向となり，これにより上腕骨頭が関節窩に引きつけられるように力が働き整復される．

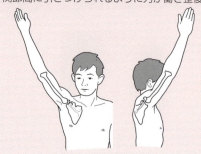

図 5-3 ゼロポジション

- ◆ 患者に痛みを感じさせないよう，緩徐に整復を試みれば，麻酔薬を使用せずとも整復できる．しかし，筋肉質の患者などでは整復がなされないことがあり，また，挙上操作の際に上腕骨頭が正しく牽引されていないと，骨頭が関節窩に引っかかって整復されず，ただ激しい疼痛を引き起こすだけである．その点，二重牽引法（次項で解説）は挙上操作を行わないため，整復にはほとんど疼痛を伴わず，整復時の骨折発生のリスクもなく，患者に有利な整復法である．

❷ 二重牽引法（図 5-4）

- ◆ 外転挙上整復法において，挙上操作の際に上腕骨頭が正しく牽引されていないと，ただ激しい疼痛を引き起こすだけである．そこで，患者の苦痛を軽減することを第一に考え，筆者は下記のような整復方法を推奨している．

> ① 患者は診察台の上で仰臥位．
> ② 患者肘伸展位で，助手は両手で手関節を保持．
> ③ 激痛を感じさせないようゆっくり上肢を前下方（外転約 30°，屈曲 30°）へ牽引する．
> ④ 術者は腋窩に細長いタオルを掛け，外転約 120°の方向に牽引する準備をする．
> ⑤ 助手が十分に下方に牽引できたら，術者は瞬間的に強くタオルを牽引すると，脱臼は一瞬で整復される．
> ⑥ 整復後は矢状面で患肢を降下させる．

- ◆ なお，Stimson 法（図 5-5）は患者を腹臥位にして脱臼した側の手に重錘をつけて下垂牽引する方法であるが，整復が確実でなく，整復されるにしても長時間を有するので，医師は楽であっても患者が長時間疼痛から解放されない点で推奨されない．

▌2▐ 手指の脱臼（図 5-6）

- ◆ いわゆる「突き指」の受傷機転で受傷する．
- ◆ 指の長軸方向の外力では DIP 関節や PIP 関節，稀に MP 関節が，掌側や背側に脱臼する．側方からの外力では，側副靱帯の損傷や剥離骨片を伴って橈側や尺側に脱臼する．
- ◆ 指の麻酔は簡単であるので，Oberst ブロック（☞p.6）を用いて

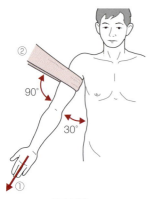

図 5-4 二重牽引法
① 前下方へ牽引．② 細長いタオルで牽引．

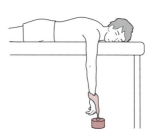

図 5-5 Stimson 法

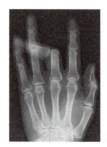

図 5-6 手指の脱臼

麻酔を施してから整復操作に移る．整復後は再脱臼するかどうかを評価（☞図 4-7, p.49）してからアルフェンスシーネ固定を行う．

❶ 整復法

- 整復は，脱臼した関節以遠を保持し，緩徐に牽引しながら整復するとよい．脱臼した関節部を強く圧迫するような操作は，医原性の骨折を生じるため好ましくない．
- 掌側脱臼や背側脱臼は，軟部組織が嵌頓して整復困難なことがあり，この場合は観血的な整復が必要となることもある．そのため，整復が成功しないときはいたずらに整復操作を繰り返さず（目安は 2 回まで），整形外科医にコンサルトする．

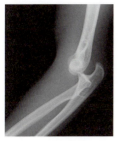
図5-7 肘関節脱臼

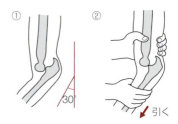
図5-8 肘関節脱臼の整復法

3 肘関節脱臼（図5-7）

◆ 肘関節は腕尺関節の独特の形状から骨性には適合性がよく，さらに側副靱帯による側方支持性はよいものの，前後方向，特に前方の支持性が弱いため，上腕骨遠位が前方へ脱臼すること（＝後方脱臼☞POINT）が多い．

◆ 肘関節伸展位で手をつくと後方脱臼が生じやすいが，側副靱帯を同時に損傷することがあり脱臼の整復後に，内外反不安定性や側方の圧痛を確認して，靱帯損傷の評価も忘れずに行いたい．

▶ POINT

脱臼方向の表記
四肢の脱臼の方向は，遠位の骨が近位の骨に対してどの方向に脱臼したかで表現する．肘関節脱臼では，上腕骨が前方に脱臼したとき，遠位の尺骨が後方に脱臼したとみなして「後方脱臼」と呼ぶ（なお，脊椎の場合は，上位の脊椎が下位の脊椎に対してどの方向に脱臼したかで表現する）．

❶ 整復法

◆ 麻酔下の整復が望ましい．

◆ 後方脱臼では肘関節を屈曲30°とし，上腕遠位を一方の手で把持して，他方の手で肘頭を牽引しつつ手前に引くことで整復する（図5-8）．肘関節屈曲位や伸展位での整復操作は，上腕骨遠位端や肘頭，尺骨鉤状突起の骨折を引き起こすおそれがあるため，必ず屈曲30°で整復を行う．

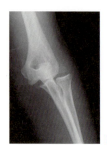

図 5-9　肘関節側方脱臼

- 整復後は上腕から手まで外固定することが望ましい．後方脱臼では，救急外来で初療を担当する医師が整復を試みてよい．
- 前方脱臼や側方脱臼(図 5-9)は稀であり，整復の自信がなければ専門医にコンサルトする．前方脱臼は後方脱臼と同様の肢位で，肘頭を後方に引き整復する．側方脱臼は，長軸方向に牽引しながら元の位置に骨を押し込むことで整復できる．

4 股関節脱臼

- 軽微な外傷で発生することは珍しく，通常は高所からの転落や交通事故で膝を強打して受傷することが多い(外傷性脱臼)．来院時に下肢が短縮していたり，一定の肢位から下肢を動かせないときは股関節脱臼を疑う．大腿骨頭骨折や骨盤骨折を伴うことがあり，単純 X 線のほか，CT も撮影しておいたほうがよい．
- 人工股関節置換術や人工骨頭挿入術を施行された患者が転倒するなどして脱臼することもある．
- ほとんどの脱臼は後方脱臼であり，前方脱臼は稀である．中心性脱臼とは大腿骨頭が骨盤内に押し込められるようにした臼蓋の骨折を伴う脱臼であるが，厳密な意味では脱臼ではない．
- 脱臼の合併症として坐骨神経損傷(後方脱臼)と大腿骨頭壊死が挙げられる．24 時間以内に整復されないと大腿骨頭壊死が高率に発生するとされており，大腿骨頭壊死は患者の ADL を大きく低下させるため，即時の整復が必要である．

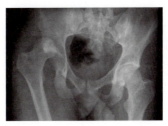

図 5-10　股関節脱臼

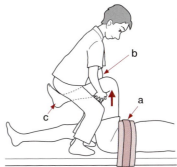

図 5-11　ストレッチャーに骨盤を固定した整復法

a：抑制帯で骨盤をストレッチャーごと固定する.
b：両手で抱え，膝を上方へ引き上げる.
c：足関節を尻で固定.

❶ 整復法（外傷性脱臼）（図 5-10）

- 殿筋や大腿の筋に抗しての整復であり，最初から鎮静下での整復を行うべきである.
- 教科書には「全身麻酔を用いて」などとの記載もみられるが，肩関節脱臼の整復と同様に，少量の静脈麻酔を用いれば十分である.
- 股関節と膝関節をそれぞれ屈曲 90° とし，下腿を術者が両腕で抱え込んで膝を上方，すなわち地面に垂直に引き上げる．助手が骨盤を固定しても整復中に骨盤が浮いてしまうため，筆者らは抑制帯を用いて上前腸骨棘を押さえ込むようにストレッチャーに骨盤を固定して整復を行っている（つまり 1 人で整復を行える，図 5-11）.
- コツは，患側の足関節を術者の股間で挟みしっかり固定し，股間で足関節を下方へ押しつつ，テコの原理で膝関節を上方に引き上げることである.

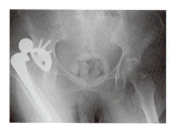

図 5-12　人工関節の脱臼

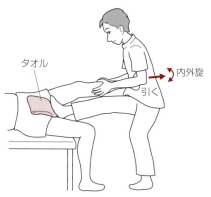

図 5-13　人工関節脱臼の整復法

- 通常，整復感が得られる．整復感が得られたからといって牽引を緩めることなく，ゆっくりと股関節を伸展させる．
- 整復後は，再脱臼予防のため，軟部組織が修復するまでの安静期間として，通常 2〜3 週間の入院の適応となる．

❷ 整復法（人工関節や人工骨頭の脱臼）（図 5-12）

- 整形外科的インプラントの脱臼の整復操作は意外と難しくない．筋肉質の患者では鎮静を要することもあるが，通常は患者の恥骨に術者の足を当てカウンターをかけ，下肢を強く牽引しながら下腿ごと内外旋させると脱臼は整復される（図 5-13）．
- 外傷性脱臼とは異なり，軟部組織の安静は不要であるので，脱臼整復後は歩行帰宅としてよい．

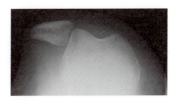

図 5-14　膝蓋骨脱臼

◆ 頻回な脱臼歴がある場合は，インプラントの再置換を検討する必要があるので，翌日以降の整形外科受診を行うべきである．また，整復後すぐに再脱臼するようなら入院させ，整形外科医にコンサルトすることが望ましい．

5 膝蓋骨脱臼（図 5-14）

◆ 10〜20 歳代の患者が多く，過去にも脱臼を経験している症例が多い．膝を捻りながら屈曲して受傷したり，人と接触し膝をぶつけて受傷したりする．形態的に膝蓋大腿関節面が平坦に近いと脱臼しやすい．通常は外側に脱臼する．
◆ 脱臼した状態で来院した場合，膝関節の伸展は不可能である．外側に脱臼した膝蓋骨を触れるため診断は容易であるが，脱臼の際に関節面の骨折を生じることがあるので必ず単純 X 線の撮影を行う．この場合，膝関節の軸射（通常は膝関節屈曲 30°で膝蓋大腿関節面の撮影に用いる）と側面像を撮影する．

❶ 整復法
◆ 整復は容易である．膝を徐々に伸展させながら膝蓋骨を内方に圧迫するだけでよい．
◆ 疼痛が強い場合，膝関節穿刺と同様の手技で局所麻酔薬を関節内に注入してもよいが，効果は限定的である．
◆ 整復後は，脱臼の整復の確認と，医原性骨折がないことを確認するために必ず単純 X 線の再撮影を行う．整復確認後は膝関節伸展位でシーネ固定を行う．

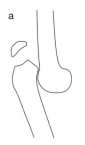
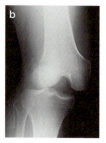

図 5-15　膝関節脱臼
a：前方脱臼．**b**：側方脱臼

6 膝関節脱臼（図 5-15）

- 高エネルギー外傷で受傷するが，通常は骨折が起こるため，膝関節脱臼はきわめて稀である．
- 前十字靱帯，後十字靱帯の断裂を伴うため，いずれ手術加療が必要であるが，救急外来では，ただちにそれなりに整復して外固定を行う必要がある．膝関節後面には膝窩動脈が存在し，これが損傷を受けると下腿以下の壊死が高率に起こるためである．
- 整復・外固定ののち，足背（足背動脈）と足関節内果後方（後脛骨動脈）の触知が不良の場合は造影 CT で膝窩動脈損傷を評価する．下肢血流の経過観察目的での入院加療を行ったほうがよい．

7 足関節脱臼（図 5-16）

- 膝関節脱臼と同様に，足関節の単独脱臼は稀であり，通常は脛骨・腓骨の骨折を伴う．脛骨に対し距骨が後方に脱臼していることが多い．
- 踵を保持して前方に引き出すことで整復できる（図 5-17）．

8 顎関節脱臼*（図 5-18）

- 本来は口腔外科領域の疾患であるが，口腔外科がない医療機関のほうが多いため，当直中は「脱臼だから」という理由で整形外科が担当することが多い．
- あくびをしたり，大笑いをしたりして受傷する．

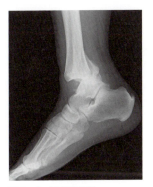

図 5-16　足関節脱臼

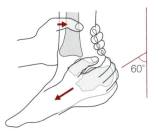

図 5-17　足関節脱臼の整復法
後方に脱臼した骨を愛護的に引き出す．

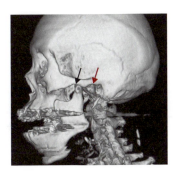

図 5-18　顎関節脱臼の 3D-CT 像
↙：脱臼した関節突起の位置．
↓：本来の関節突起の位置．

◆以下の整復方法が推奨されるが，疼痛が強い患者では咬筋の筋力に抗することができず整復に難渋することがある．このような場合は少量の静脈麻酔を投与すると，それだけで自然整復されることも多い．

❶ **整復法（Hippocrates 法）**
◆一般的な整復法である．患者の下顎臼歯を術者の両母指で押さえ（母指と臼歯の間にガーゼを置くと術者の手の外傷予防になる），

---

*筆者が編集した『マイナー外科救急レジデントマニュアル』（医学書院，2016年）では，第 2 章「口腔外科」で顎関節脱臼についての記載があるので，そちらも参照されたい．

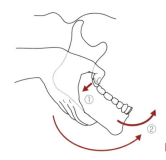

図 5-19　Hippocrates 法

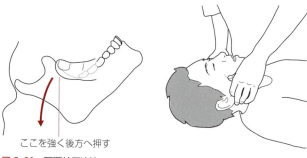

ここを強く後方へ押す

図 5-20　下顎枝圧迫法

残りの 4 指で下顎を把持し，下顎を後下方に押し込みながら，引き続き下顎を後屈させると整復される（図 5-19）．
- 通常，術者は坐位の患者の正面に立ってこれを行うことが一般的であるが，筆者は坐位の患者の後ろに立って整復操作を行う．明らかに後者のほうが整復が容易である．

❷ 整復法（下顎枝圧迫法）

- 筆者は Hippocrates 法を行う前にまずこの整復法を施行する．
- 患者を臥位にし，患者前方より皮膚の上から両下顎枝前面を触れ，術者の体重をかけながらこれを母指で後方に押し込む．
- 無麻酔でも容易に整復されることがあり，まずこの方法を試すのがよい（図 5-20）．

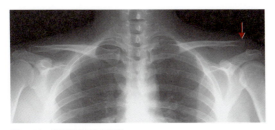

図 5-21　肩鎖関節脱臼(↓)
健側と比較するとわかりやすい.

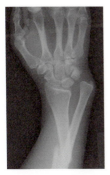

図 5-22　尺骨頭脱臼

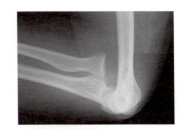

図 5-23　橈骨頭脱臼

9 そのほかの脱臼

- ◆「脱臼」と名のつく外傷は以下に挙げる通りである.
- ◆ **肩鎖関節脱臼(図 5-21)**：鎖骨バンドを装着し帰宅. 整形外科的な手術を考慮する.
- ◆ **胸鎖関節脱臼**：縦隔に損傷がないかの評価は必要である. 脱臼に関しては特に初期に行う処置はない. 整形外科あるいは胸部外科的な手術を考慮する.
- ◆ **尺骨頭脱臼(図 5-22)**：尺骨頭が背側に脱臼することが多い. 尺骨頭を掌側に押し込みつつ前腕回外位とすると整復されることが多い. そのまま前腕回外位で肘上までシーネ固定を行う.
- ◆ **橈骨頭脱臼(図 5-23)**：可能であれば整復を試みるが, 観血的な

整復操作が必要となることがある．整復できたら肘関節のシーネ固定を行う．

- ◆**CM 関節脱臼**(☞p.83)：自転車やオートバイのハンドルを握ったまま転倒したり衝突したりして受傷する．通常は背側に脱臼する．整復してもすぐに再脱臼することが多く，整形外科的な手術も考慮する．
- ◆**月状骨周囲脱臼**(☞p.87)：橈骨遠位端骨折と同様の受傷機転で受傷する稀な脱臼である．手根骨のうち，月状骨以外が脱臼位にある．手関節の単純 X 線側面像で診断できる．整復は容易である．整復後は手関節のシーネ固定を行う．
- ◆**リスフラン関節脱臼**：交通事故や墜落外傷などで足部を強打して起こる．通常，「足 2 方向撮影」では足部の正面と斜位の撮影であるが，足の側面像を撮影すると診断できる．CM 関節脱臼と同様に，整復しても再脱臼しやすい．整形外科的な手術となることが多い．

第6章 骨折

骨折それぞれについて，ただ骨折名を並べて論じるのではなく，患者の「○○（部位）が痛い」という主訴に焦点をあて，部位別に起こりうる骨折について述べていく．

> ▶ POINT
>
> **1 骨折があってもなくても，痛ければシーネ固定を行う**
> 患者が疼痛を訴える部位がはっきりしているものの，転位のある明らかな骨折が存在しないとき（治療者が単純X線を見て，骨折があるかないかはっきりわからないとき）は，臨床的にはまったく緊急性がない．この場合，骨折があろうがなかろうが処置内容は変わらない．すなわち患者が強く痛がっている以上，患部の安静のためにシーネを当てるべきである．翌日以降，整形外科を受診させることで，患者に起こりうるデメリットは回避できる．しかしながら，骨折があるかないかという点は患者にとっては大きな問題であり，本章で挙げる骨折に関しては，初療医レベルで診断できるほうが好ましい．
>
> **2 健側も撮影する**
> 骨折に慣れない医師が診察する場合，単純X線は成人であっても健側を含めて撮影することが推奨される．普段から骨の単純X線を見慣れていないと，骨折が存在するか否かの判断に困ることがある．また血管孔（図6-1）や，小児では骨端線（図6-2）を骨折と見間違いやすい．このため小児では**必ず**健側を含めた両側の単純X線を撮影する．
>
> **3 骨折なのか，骨折でないのか**
> 四肢の単純X線を見る機会が多くなると，痛がっていないのに骨折に見える写真に遭遇することもある．新規骨折であれば「必ず単純X線で骨折と思われる部位に疼痛が存在する」．また新規骨折は骨が割れて生じるために「辺縁が尖っている」．すなわち，辺縁が丸みを帯びていたり，骨折面と思われる部位に骨硬化（皮質骨が存在する）がみられたりする場合は，新規骨折は否定される（図6-3）．もちろん，自信をもって骨折を否定できない場合は"assume the worst"でシーネ固定を行うべきである．

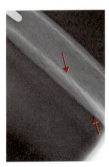
図 6-1　血管孔

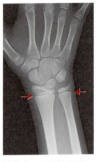
図 6-2　小児骨端線

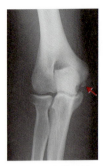
図 6-3　陳旧性骨折

上肢編

1 手指周囲の骨折

- 工業用機械を扱う職業や，スポーツ中の受傷が多いが，高齢者では転倒による受傷もみられる．ひとことで「指」といっても，末節部，中節部，基節部があり，どこに最も疼痛が存在するかを確認したうえで，画像検査をオーダーする．受傷機転も診断には重要なので詳細な問診も怠らないようにしたい．

❶ 診断

- 通常は，患指の 2 方向撮影（正面・側面）を行う．健側も撮影して比較すると，慣れない者にとって骨折の診断の助けになる．痛みが MP 関節部に存在するならば，2 方向撮影の側面像ではほかの指の骨と患指の骨とが重なってしまい読影の役に立たないので，斜位像も追加する（つまり，4 方向撮影を行う）．
- いわゆる「突き指」で受傷した場合は側副靱帯の損傷を伴うことがあるので，関節の側方に圧痛がないかを確認したうえで，靱帯付着部の剝離骨片がないかも単純 X 線で確認する．さらには，関節の側方動揺性（不安定性）を確認することも重要である．

❷ 念頭におくべき骨折

▶槌指（＝マレット指 ☞p.53）

- 転倒やスポーツ中のボールでの突き指で受傷することが多い．過屈曲が強要され，末節骨背側の伸筋腱付着部が剝離骨折したも

のを骨性マレット指と呼ぶ(☞図4-15a, p.53). 末節骨が剥離骨折せずに伸筋腱が断裂した場合は腱性マレット指と呼ぶ(☞図4-15b, p.53). 受傷するとDIP関節の自動伸展ができず, 指先が槌のように変形するのでこの呼び名がある.

- 診察所見だけでは骨性か腱性かは判定できないので, 必ず単純X線を撮影する. 明らかな骨折がない場合は腱性マレット指と判断する.
- 治療はいずれの場合もDIP関節過伸展で, 中節部以遠のアルフェンスシーネ固定を行う. 骨性マレット指は手術加療を行うこととなり, 腱性マレット指は通常保存治療となるが, 手術適応となる症例も多々ある. 翌日以降に整形外科を受診させる.

▶指側副靱帯損傷

- 槌指と同様に突き指で受傷することが多い. 槌指は指に対してほぼ長軸方向の外力による受傷であるが, 側副靱帯損傷は横方向の外力により受傷する. DIP・PIP・MP関節のなかではPIP関節の罹患が最も多く, 特に小指でみられる.
- 側副靱帯が靱帯実質部で損傷を受けた場合は単純X線で明らかな骨折を認めないが, 靱帯付着部の損傷では剥離骨折を認めることが多いため, 必ず単純X線を撮影する.
- DIP・PIP関節の靱帯損傷は診断が容易であるが, MP関節の靱帯損傷は見逃しやすいため, MP関節でも靱帯損傷が起こるということを認識しておきたい.

▶脱臼および脱臼骨折

- 詳細は第5章(☞p.61)を参照. 指の側副靱帯損傷が高度である場合, 靱帯は断裂し指関節は脱臼する. 外見上明らかな変形があるので診断は容易である. 単純X線で骨折を伴っているか必ず確認する(図6-4).
- 近位の骨に対して遠位の骨がどの方向に脱臼しているか(背側, 掌側, 橈側, 尺側)で表現する.
- 脱臼は単純X線の撮影後ただちに整復しなければならない. 整復後はアルフェンスシーネ固定とする.

▶指骨骨折(末節骨・中節骨・基節骨骨折)

- 指をぶつけたり挟んだりして受傷する. 工業用機械で誤って指に大きな挫創を負ったときも, 骨まで切ってしまい骨折していること

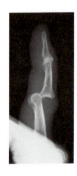

図6-4 PIP 関節背側脱臼

ともある(すなわち開放骨折である)ので,このようなときも必ず単純 X 線を撮影する.
◆閉鎖性の骨折の場合は,アルフェンスシーネ固定をして翌日以降の整形外科受診で問題ない.
◆開放骨折の場合で,緊急手術に対応できないときは,感染対策(洗浄,デブリードマン,抗菌薬投与)が十分行えれば,やむを得ず創をラフに縫合し,翌日の整形外科受診としても構わない.ただし,高度な挫滅を伴って皮膚が欠損し閉創できないような開放骨折は早急な整形外科対応が望ましい.

❸ 治療
◆指の骨折に対する初期治療は,アルフェンスシーネ固定に尽きる.PIP 関節以遠の損傷であれば,指尖~基節部の短い固定を,基節骨および MP 関節周囲の外傷であれば指尖~手掌の長い固定を要する.

2 手の骨折

◆手部の骨折は,直接の打撲によるものが多い.転倒してぶつけた,人を殴った,オートバイのハンドルを持ったまま転倒した,などといった受傷機転がみられる.
◆手部は 5 つの中手骨のほか,8 個の手根骨も存在する.手根骨の形状はそれぞれ特徴的であり,慣れないと骨折を見分けにくいため,健側と比較するとよい.

▶ POINT

爪根の脱臼は戻す？　戻さない？

　脱臼*した爪根を整復すると生着することもあり，また，生着せずに下から新たな爪が生えてきて脱落することもある．ただし脱落する場合であっても，新しい爪が生えるまでの指尖部のbiological dressingになるために，汚染がなければ，可能なら爪根の整復を行う（Schiller法**を用いる．Schiller法を行えない場合は，可及的に徒指的に爪根を整復しておくだけでもよい）．

　末節骨骨折を伴わない爪根の脱臼は抜爪のうえ，wet dressingとしてもよいが，上皮化の終了までには日数を要し，創処置のために治療を受ける期間が長くなるという患者側のデメリットがある．

　末節骨の骨折の際は，爪根の脱臼を合併することがある．爪床が損傷した末節骨骨折は開放骨折であり念入りな洗浄を要する．爪根の汚染が強いときは感染の原因となりうるため，整復せずに抜爪しwet dressingとすることが望ましい．爪甲は薄い爪床を介して末節骨と近接しており，爪を正しく整復することで末節骨もアライメントが改善する．したがって**末節骨骨折を伴った汚染のない爪根の脱臼**は放置せず整復したほうがよい．末節骨が変形治癒すると爪床もそれに伴い変形し，新しい爪が生えてきても必ず変形した爪甲となるため整容的な問題が残ってしまう．

　なお，爪根が脱臼しても，爪母が残っていれば爪の再生に支障はない（**図6-5**）．

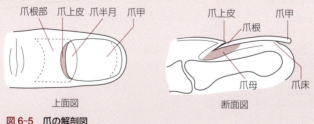

図6-5　爪の解剖図

---

*爪の脱転のことを慣用的に「脱臼」と呼ぶ．
Schiller法（図6-6**）は，意外に間違った方法が普及している．23Gかそれより太い注射針を用いて，針を指で回しながら徒手的に爪の近位に穴を2つ開ける（☞**図3-5**, p.40）．5-0かそれより太い縫合糸を用いて，図のように爪と皮膚に縫合糸をかける．これを締結することによって爪が皮膚の下へ引っ張られ正しい位置で整復固定できる．抜糸は皮膚の抜糸と同じ約14日目に行う．

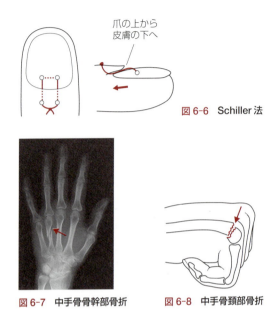

図 6-6 Schiller 法

図 6-7 中手骨骨幹部骨折　図 6-8 中手骨頚部骨折

❶ 診断
◆ 受傷機転と圧痛部位を確認することに尽きる．Boxer's fracture（次頁）では患者が正しい受傷機転を述べないこともあるので注意する．単純 X 線の基本は手 2 方向撮影だが，これは「正面・側面」ではなく「正面・斜位」の 2 方向撮影をさす．側面像は第 2～5 中手骨が重なってしまい診断にはあまり有用ではない．側面像を撮影するのは CM 関節脱臼（次頁）などの特殊な例に限られる．

❷ 念頭におくべき骨折
▶中手骨骨幹部骨折（図 6-7）
◆ 手を挟んだ，ぶつけた，転倒したといった受傷機転が多い．手 2 方向撮影で診断は容易である．転位の有無にかかわらずシーネ固定の適応である．手掌から手関節をまたいで前腕遠位までシーネ固定をすれば十分である．

▶中手骨頚部骨折（図 6-8）
◆ 中手骨骨頭から骨幹部へ移行する部位（頚部）での骨折．第 5 中手

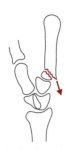
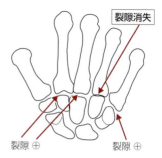

図 6-9 CM 関節脱臼骨折（側面像）

図 6-10 CM 関節裂隙の狭小化

骨頚部骨折が最も多くみられる．もちろん直接打撲でも骨折しうるが，転倒して手を「グー」の状態で突いた場合や，人を殴った際の受傷が多い．そのため Boxer's fracture と呼ばれるが，ボクサーは正しい殴り方を習得しているためにこの骨折型は起こりにくく，実際は素人ばかりが受傷する．人を殴ったと素直に問診に答えることは少ないので，その可能性を念頭においておくべきである．

◆単純 X 線では通常，骨折部が背側凸の変形をしていることが多く，変形が強ければ手術適応となる．
◆救急外来では手部からのシーネ固定を行い，後日の整形外科受診で問題ない．

▶CM 関節脱臼骨折（中手骨基部骨折）（図 6-9）

◆本症は見逃しが多い．転倒して手をついたという受傷機転のほか，自転車やオートバイのハンドルグリップを持ったまま転倒したときに起こりやすい．
◆通常の手 2 方向撮影（正面・斜位）では診断がつきにくく，側面像が有用である．ただ，手 2 方向撮影でも診断のヒントとなる所見がある．すなわち正面像で，手根中手関節（CM 関節）の関節裂隙の狭小化が認められる（図 6-10）．この所見を認めた場合は側面像の撮影を行うべきである．中手骨が背側に脱臼しようとして骨折を伴ったものである．

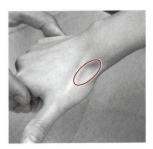

図6-11 anatomical snuff box

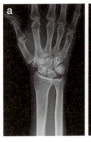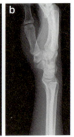

図6-12 手関節2方向撮影
a：正面．b：側面．

❸ 治療
◆ 手部から前腕遠位にかけてのシーネ固定が原則である．CM関節背側脱臼の場合は徒手整復が望ましいが，整復位の保持が不可能なことが多い．翌日以降の整形外科受診を促す．

3 手関節周囲の骨折
◆「転倒して手を地面に突いてから手首が痛い」という患者は，救急外来を受診する骨折患者の多くを占めると思われる．明らかな手関節の変形があれば，単純X線の撮影前から橈骨遠位端骨折という診断はほぼ確定的であるが，手関節の変形がなく腫脹も軽度で，単純X線で骨折線もはっきりしないと診断に難渋する．

❶ 診断
◆ 単純X線の撮影前に，患者の受傷機転と圧痛部位を確認する．変形がなくても，外観から明らかな腫脹や皮下出血があれば骨折の可能性が高く，これらがなくても限局する圧痛部位が存在すれば骨折が疑われる．手舟状骨骨折では疼痛が強くないことが多く，anatomical snuff box（図6-11）の圧痛を確認する．患者の疼痛部位を確認してから単純X線の撮影をオーダーする．

◆ 圧痛が手関節に存在すれば手関節2方向撮影（正面・側面）（図6-12）を，手部（すなわち手関節以遠，中手部）に存在すれば手2方向撮影（正面・斜位）の単純X線を撮影する．自信がなければ健側も併せて撮影するとよい．これによっても骨折が明らかではな

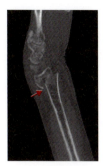
図 6-13 手関節 CT-MPR 像

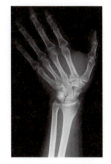
図 6-14 手関節尺屈位単純 X 線正面像

いが，診察上強く骨折が疑われるときは，手関節なら 4 方向撮影（正側に加え，両斜位も追加）で骨折がわかりやすいことがある．
- 単純 X 線上，骨折か否か判然としないときは同部の CT を撮影し，水平断のほかに再構築像（CT-MPR 像：CT multi planner reconstruction, 図 6-13）によって矢状断像と前額断の画像も得ると骨折が診断しやすい．3D-CT 像自体は，明らかに転位のある骨折においては骨折の全体像が容易につかめるので有用であるが，転位のない骨折の詳細な評価には適していない．舟状骨骨折などの手根骨の骨折は単純 X 線では診断しにくいことが多く，CT が有用である．
- 舟状骨骨折を疑う場合は，手関節 2 方向に加え，手関節尺屈位正面像（図 6-14）を撮影するだけでよい．手関節の尺屈により舟状骨が「長軸方向に寝る」ため，舟状骨の全貌が確認でき，診断に有用である．

❷ 念頭におくべき骨折

▶橈骨遠位端骨折（図 6-15）

- 手関節周囲の骨折で最もよくみられる．手関節に著明な腫脹と圧痛を認める．手関節背側のほうが軟部組織が少ないため，圧痛は手関節背側で確認するとよい．手指の運動は疼痛により多少障害されるが，基本的に運動障害はみられない．
- 明らかに転位のある骨折では，正中神経障害などの回避のために

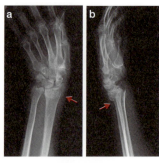

図 6-15 橈骨遠位端骨折
a：正面像．b：側面像．

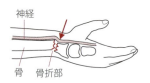

図 6-16 骨折部位での正中神経の圧迫

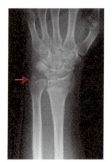

図 6-17 尺骨茎状突起骨折

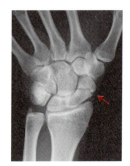

図 6-18 舟状骨骨折

可及的な徒手整復が望ましい（図 6-16）．「Colles 骨折」など骨折型ごとに冠名がついているが，覚える必要はない．

▶尺骨茎状突起骨折（図 6-17）

◆ 単独での骨折もみられるが，通常は橈骨遠位端骨折に合併することが圧倒的に多い．骨片は小さいこともあるので，単純 X 線の読影の際，橈骨の骨折ばかりに気を取られずに，尺骨の骨折の有無にも注目したい．

◆ 患者の触診で，尺骨の遠位部にも圧痛があるか調べる．

▶舟状骨骨折（図 6-18）

◆ 手関節周囲の骨折のなかでは疼痛は少ないうえ，単純 X 線でも

診断しにくい骨折である．骨折部の血流の問題から，転位が少なくても骨癒合しないこともあり，整形外科の手外科専門医であっても治療に難渋することがある．
- ◆ 初診時に「骨折がない」と言われ，その後医療機関を受診せず，偽関節となってから骨折が判明し，トラブルとなる例も珍しくない．そのため救急外来では，単純X線で舟状骨骨折が明らかでなくても anatomical snuff box（**図6-11**）に圧痛がある場合は必ずシーネ固定し，かつ確実に後日，整形外科を受診するよう伝えるべきである．
- ◆ CT-MPR像が診断に有用であるが，CTでも骨折が判然とせず，MRIでようやく診断される症例もあることを念頭に入れておいてほしい．

▶手根骨骨折（舟状骨骨折を除く）
- ◆ 各手根骨の名前は覚えにくいので，後見返しの解剖図（骨の名称）を参照．手関節以遠の手根骨に一致する部位に腫脹や皮下出血，圧痛があり，単純X線で骨折が明らかではないときには手根骨の骨折を検索するために再度単純X線を読影する．健側の単純X線との比較が役に立つことが多い．
- ◆ 手関節側面像では手根骨が重なって見えるため，斜位も併せて撮影するか，CTを考慮する．

▶月状骨周囲脱臼（**図6-19**）
- ◆ 手関節正面像でも手根骨の配列異常を認めるが，手関節側面像でわかりやすい．健側と比較すると，橈骨と月状骨の位置関係と比べ，ほかの手根骨が脱臼位に存在することがわかる．
- ◆ ただちに整復することが望ましい．月状骨を押し込むように整復すると通常は容易に整復されるが，自信がない場合は専門医にコンサルトする．

*

- ◆ 単純X線で骨折がはっきりしない場合，患者が手関節の疼痛を訴える限りはシーネ固定を行うことになるため，骨折の有無をCTで精査すること自体は救急外来での治療方針に影響しない．
- ◆ しかしながら，同じ単純X線をみて整形外科医にとっては骨折が明らかである場合もあるし，救急外来で撮影したCTで骨折が判明すれば自分自身の後学にもなり，そもそも骨折の有無が患者

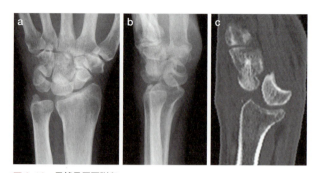

図 6-19　月状骨周囲脱臼
a, b：単純 X 線像．**c**：CT-MPR 像．

にとっては重要な関心事であるので，時間外でも CT を撮影する余裕のある施設では，積極的に CT を撮影することを考慮してよいと考える．

❸ 治療
- 転位の大きな橈骨遠位端骨折と月状骨周囲脱臼はすみやかな整復が望ましい．整復する自信がない場合は，整形外科医がオンコール待機しているのならコンサルトを，オンコール体制にない場合は遅くとも翌朝の整形外科受診を，翌日が休診日の場合は対応できる医療機関受診を促す．
- それ以外の転位のない骨折や，骨折が明らかでない場合は，除痛（患部安静）のためにシーネ固定を行う．厳密に保存治療で骨折を治療する場合は肘上シーネ固定（sugar tongs 固定）（☞図 2-12，p.27）を行って前腕の回内外も制動するが，救急外来レベルでは肘上までの固定でなくても問題ない（☞図 2-9，p.25）．ただし，不安定な橈尺骨遠位端骨折の場合は，肘上まで固定したほうが除痛に有利なこともある．

4　前腕部の骨折
- 小児では転倒による受傷が多いが，成人では直接硬いもので殴られたり，交通事故や工業用機械に挟まれたりして受傷することが多い．

❶ 診断
◆ 明らかな変形と疼痛を伴い，単純 X 線でも明らかな骨折を認めるので，診断は容易である．

❷ 念頭におくべき骨折
◆ 橈骨骨幹部骨折や尺骨骨幹部骨折の単独骨折，および両骨の同時骨折である．小児では不全骨折となり前腕骨の弯曲が増大するだけの急性塑性変形(acute plastic bowing)(☞図 8-3, p.150)となることがあるので，比較のために健側も撮影しておくことが望ましい．

❸ 治療
◆ 橈骨および尺骨単独の骨折では徒手整復は困難である．そのままそっと，手関節および肘関節をシーネで固定すればよい．
◆ 橈尺骨ともに骨折している場合は，それなりに整復してシーネ固定を行う．稀にコンパートメント症候群が発生するので，手指の動きや神経症状を確認する．特に，小児ではコンパートメント症候群の予防のために，入院してベッド上で上肢を天井の方向に垂直牽引する施設や，緊急で骨折の整復と固定(Kirschner ワイヤーによるピンニング)を行う施設もある．
◆ 帰宅させる場合は，少なくともコンパートメント症候群の症状(5P ☞p.44)の説明を行って，異常があれば再来するよう指導する．

5 肘関節周囲の骨折
◆ 肘の直接の打撲でも，手をついて転倒したときでも，肘周囲の骨折は発生する．肘関節を構成するのは上腕骨遠位部，尺骨近位部および橈骨近位部であり，骨折の見逃しがないよう，以下の骨折を念頭において初療に努めたい．

❶ 診断
◆ 単純 X 線の原則は肘関節 2 方向撮影(正面・側面)である．側面像を撮影できないことはめったにないが，外傷で肘の伸展が困難な場合は，正面像はおざなりに撮影するのでよい．もし必要があれば単純 X 線の追加撮影や CT を考慮する．
◆ 肘は骨折のほか，靱帯損傷や脱臼も合併するので，1 つの外傷を見つけて安心するのではなく，ほかに損傷がないかということに

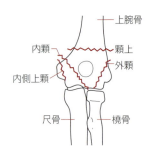

図 6-20　上腕骨顆部・顆上骨折

も留意して診察する.

❷ 念頭におくべき骨折

▶上腕骨遠位部骨折

- 上腕骨顆上骨折や上腕骨顆部骨折(内側上顆*骨折および外顆*骨折)の総称である(図6-20).整形外科医へのコンサルトのときは,電話での正確な骨折部位の伝達が非専門医には難しいので,上腕骨遠位部骨折と言い切ってよい.
- 内側もしくは外側の骨折の場合,反対側の側副靱帯も損傷していることがあるので,対側に圧痛がないかも確認しておくとよい.

▶肘頭骨折(=尺骨近位部骨折)(図6-21)

- 肘頭は肘の直接打撲で生じやすい.上腕三頭筋によって近位骨片が牽引されて転位する.単純X線で診断は容易である.

▶橈骨頭骨折・橈骨頚部骨折(=橈骨近位部骨折)

- 手掌をついて転倒したときに受傷しやすい(図6-22).橈骨に対する軸圧で骨折する.大きな転位が生じる場合は少なく,骨折部は圧潰するため,橈骨頭の傾斜がみられる程度のことが多い(腕橈関節面の不整がみられる).したがって,意外と本骨折は見逃しやすい.橈骨頭付近に圧痛があったり,前腕を回内外したとき

---

*解剖学的には外側上顆および内側上顆が正しい名称である.慣用的に「外上顆」「内上顆」と呼ぶこともあるが正しくない.また,内顆,外顆という解剖学的名称は存在しない.骨折で起こりやすいのは内側上顆骨折と,外側上顆を含んだ顆部骨折(=これが外顆骨折である)の2つであり,幼児では内側上顆を含んだ顆部骨折(内顆骨折)もみられる.用語が混乱しており,整形外科の教科書でも正しく用語が用いられていないものも散見される.なお,足関節は内果,外果であり,「果」と「顆」をしっかりと区別して使用したい.

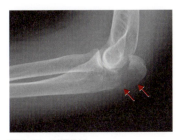

図6-21 肘頭骨折

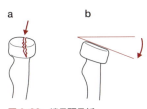

図6-22 橈骨頭骨折
a：橈骨頭骨折．
b：橈骨頚部骨折（骨折線が明らかでないことが多い）．

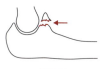

図6-23 尺骨鉤状突起骨折肘側面　　肘側面

に肘外側の疼痛を訴えたりする場合は本骨折を強く疑う．
◆受傷機転から内側側副靱帯損傷を伴うことがあるので，肘内側にも圧痛がないかを確認しておくほうがよい．

▶尺骨鉤状突起骨折（図6-23）
◆骨片自体は小さいが，単純X線の肘関節側面像で診断できる．肘が後方に脱臼しようとして上腕骨と鉤状突起が衝突することで骨折が起こる．

❸ 治療
◆肘関節周囲の骨折は，上腕〜前腕のシーネ固定を行えばよい．転位の少ない橈骨頭骨折や橈骨頚部骨折ではシリンダーキャストという特殊な形状のギプスを作製して早期関節可動域訓練を行うが，これは整形外科医が後日行えばよく，初療の段階ではシーネ固定さえしておけばよい．
◆小児の場合，転位が大きいと前腕部の骨折と同様にコンパートメ

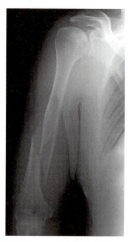
図 6-24　上腕骨骨幹部骨折

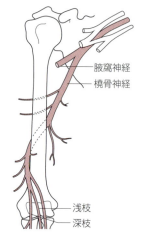
図 6-25　橈骨神経の走行
骨折部で橈骨神経が巻き込まれると橈骨神経麻痺が起こる．

ント症候群が起こる可能性がある．前腕骨骨折と同様の説明と対応を行う．

6　上腕部の骨折

- 直接打撲や手をついた転倒のほか，野球でボールを力一杯投げたときや腕相撲などで骨が自家筋力に負けて受傷することもある．前者は横骨折のことが多く，後者はらせん骨折となる．

❶ 診断

- もちろん原則は上腕骨の2方向撮影（正面・側面）であるが，骨折がある場合はとても2方向は撮れないので，1枚目の撮影で骨折が判明した時点で2枚目は撮らなくてもよい．診断は容易である．

❷ 念頭におくべき骨折

- 上腕骨骨幹部骨折（図6-24）である．問題となるのは橈骨神経麻痺の合併である．橈骨神経は上腕骨をらせん状に回りながら末梢に伸びていくため（図6-25），骨折部で骨が神経を損傷したり骨折部に挟まったりして発生する．橈骨神経麻痺の症状は，手関節

の背屈や手指の伸展ができなくなる運動麻痺と，手背側の母指〜示指周囲の知覚障害である．受傷高位によってはすべての神経障害が出揃うわけではない．

❸ 治療
◆ 肩関節までを包むような前腕にかかるシーネ固定（☞図2-14, p.29）か，三角巾2枚もしくは三角巾と肋骨バンドによる簡易固定を行う（☞図2-15, p.29）．橈骨神経麻痺は保存治療が原則であるので，仮に橈骨神経麻痺を認めても整形外科医をあわてて呼ぶ必要はなく，翌日以降の整形外科受診で構わない．

7 肩関節周囲の骨折

◆ 肩関節は上腕骨，肩甲骨，鎖骨により構成される．直接打撲よりも手をついた転倒で受傷することのほうが多い．骨折の種類により単純X線の撮影方法が異なるので，肩のどの部位が特に痛いのかをよく診てから単純X線の撮影をオーダーするべきである．

❶ 診断
◆ 基本は肩関節2方向撮影であるが，この2方向がどのようなものかを理解していないとオーダーを受けた放射線技師が困ってしまう．肩関節の撮影の基本には「正面・側面」という2方向撮影はなく，「正面・軸射」か「正面・Y」となる．軸射は患者の肩を挙上した状態で撮影する方法であるが，外傷患者では肩の挙上はきわめて困難であり，このオーダーを出してしまうと患者も技師も大変困る．

◆ Y撮影は肩甲骨に対する真側面像であり，肩甲骨体部と烏口突起と肩甲棘がアルファベットの「Y」の字に見えるためにこの名が付いている（図6-26）．すなわち，外傷における肩関節2方向撮影は「正面・Y」であることを覚えておく．「正面・Y」では，上腕骨近位だけでなく，肩甲骨にも骨折がないかをチェックしたい．

◆ しかしながら，「正面・Y」では鎖骨の遠位部の骨折はチェックできない．鎖骨骨折や肩鎖関節の損傷を疑う場合は，上記のほかに「肩鎖関節2方向」を追加する．肩周囲ではなく，鎖骨自体の骨折を最初から疑うときは「鎖骨2方向」をオーダーする．

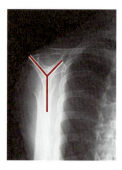

図 6-26　Y 撮影

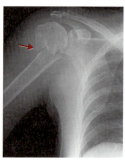

図 6-27　上腕骨外科頚骨折

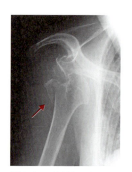

図 6-28　大結節骨折

❷ 念頭におくべき骨折

▶上腕骨近位部骨折

◆ 上腕骨外科頚骨折・解剖頚骨折・骨頭骨折・大結節骨折などの総称である．外科頚骨折が最も多くみられる（図 6-27）．

◆ 単純 X 線では，正面像ではほとんど転位がないように見えても，Y 撮影では転位が大きいこともあるので，必ず 2 方向で確認する．

◆ 大結節骨折（図 6-28）は，高齢者の肩関節脱臼にしばしば合併し，また転位がほとんどなく骨折線しか存在しないものもあるので注意が必要である．

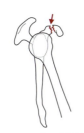
図 6-29　烏口突起骨折

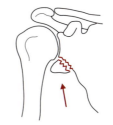
図 6-30　肩甲骨関節窩骨折

▶烏口突起骨折（図 6-29）
- Y 撮影で烏口突起が転位して見える．烏口突起に付着する小胸筋，烏口腕筋，上腕二頭筋短頭の牽引力で骨折する．骨折線がはっきりしないときは CT も考慮する．

▶肩甲骨関節窩骨折（図 6-30）
- 特に肩関節の脱臼でみられる．関節窩の下縁に小骨片を認めることが多い．大きな骨片があり，関節面に転位があれば手術を要することとなる．
- 詳細な評価には CT が適しているが，救急外来では単純 X 線までで十分である．

▶そのほかの肩甲骨の骨折
- 肩甲骨体部骨折や肩甲棘骨折などがある．骨折自体は保存治療が原則であるが，そもそも肩甲骨が骨折する場合はかなり大きなエネルギーによる外傷を想起しなくてはならない．すなわち胸部（肋骨，肺，縦隔）などの体幹部外傷がないかどうかも評価しなくてはならない．当然ながら体幹の治療が優先される．

▶肩鎖関節脱臼（☞ 図 5-21，p.75）
- 脱臼であるが，本項に含めた．鎖骨の遠位端に疼痛がある場合は肩鎖関節 2 方向撮影を行う．明らかに鎖骨遠位端が跳ね上がっているような脱臼は診断が容易であるが，もともと少し浮いて見える例もあるため，脱臼か否かの判断に困る場合は健側も撮影し比較するとよい．まだ脱臼を認めなくても肩鎖関節に疼痛がはっきり存在する場合は，肩鎖靱帯の損傷があるものと判断する．

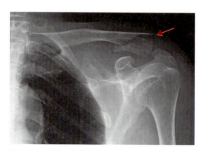 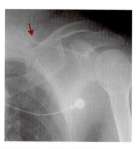

図 6-31　鎖骨遠位端骨折　　　　図 6-32　鎖骨骨幹部骨折

▶ **鎖骨遠位端骨折**(図 6-31)
◆ 肩鎖関節脱臼と同様の症状を呈する．肩鎖靱帯が断裂しなかった代わりに鎖骨の遠位端が骨折する．鎖骨2方向撮影よりも，肩鎖関節2方向撮影のほうが診断には有用であるので，疼痛部位を確認してから単純X線の撮影をオーダーしたい．

▶ **鎖骨骨幹部骨折**(図 6-32)
◆ 頻繁にみられる骨折である．鎖骨2方向撮影で診断するのがよい．転位が大きなものは骨折部を皮下に触れるため，それだけで診断の予想がつく．

❸ 治療
◆ 上腕骨近位部骨折および肩甲骨骨折はシーネなどによるしっかりした固定は不可能であるので，上肢が体幹から離れないように救急外来では三角巾2枚もしくは三角巾と肋骨バンドによる簡易固定を行う．烏口突起骨折の場合は三角巾固定のみでよい(☞図 2-15, p.29)．
◆ 肩鎖関節脱臼や鎖骨骨折(遠位端骨折も骨幹部骨折も)には，鎖骨バンドを用いる(☞図 2-20, p.32)．これによって完全な整復位を得ることは難しいが，「胸を張る」ように固定することで，それなりに患部の安静は保つことができる．
◆ いずれの場合も，翌日以降の整形外科受診で問題ない．

下肢編

◆下肢の骨折も上肢と同様に部位別に述べていく．なお，足関節と下腿遠位の骨折に関しては骨折の治療もさることながら，二次性の軟部組織損傷の回避も念頭におかなくてはならない．

1 足趾周囲の骨折

◆足の指は「足趾」（あしゆび，そくし）もしくは「趾」（ゆび，あしゆび）と呼ぶ．重いものを足に落として受傷したり，椅子や机の角にぶつけて受傷したりすることが多い．

❶ 診断

◆足趾が痛いのか，足背（足の甲）が痛いのかをよく診察する．足趾であるならば，足趾2方向撮影をオーダーする．ただし，MP関節*近傍を痛がる場合は側面像でほかの足趾と重なってしまい診断に役立たないことがあるため，その場合は斜位も撮影しておいたほうがよい．

❷ 念頭におくべき骨折

◆「手指周囲の骨折」（☞p.78）と同様であり，参照されたい．足趾でもマレット趾は稀に起こりうるので，正確な側面像を撮影しないと見逃してしまう．靱帯付着部の剝離骨折もよくみられる．

❸ 治療

◆転位が大きいものは手術が必要になるが，救急外来では外固定を行うだけでよい．
◆アルフェンスシーネが簡単でよいが，ぴったり足趾の形に合わせて固定するのは困難である．
◆通常のシーネで前足部全体を覆ってしまってもよい．
◆隣接趾と一緒にテーピング固定をしてもよいが，テープを除去するときが非常に痛い．

---

*手指と同じく，足趾の関節は遠位からDIP関節，PIP関節，MP関節であるが，整形外科医は足趾のMP関節をMTP関節（metatarsal phalangeal joint）と表記することが多い．これは指のMP関節（MCP関節：metacarpal phalangeal joint）と区別するためであるが，救急外来ではそのような区別にまで頭を悩ませる必要はない．

◆いずれの方法でも強固な外固定は行いにくい場所であるが，除痛のために足趾が動かないようにすることを目標にし，何らかの方法で外固定を施したい．

> **POINT**
>
> 手では，示指～小指はDIP関節とPIP関節の2つの指節間関節が存在するが，母指は1つだけである（= IP関節と呼ぶ）．足も同様だと思っていると，単純X線を見てびっくりすることとなる．個体差が多いが，特に小趾（= V趾）やIV趾では末節骨と中節骨が癒合していることが多々ある（図6-33）．異常所見ではないので，知っておきたい．

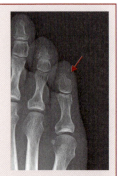

図6-33 小趾末節骨

2 足部の骨折

◆足部は5本の中足骨のほか，足根骨である3つの楔状骨，舟状骨，立方骨からなる．特に足根骨の名前と位置関係は覚えにくいので，後見返しの解剖図（骨の名称）を参照されたい．なお，距骨と踵骨については次項で述べる．

❶ 診断

◆単純X線の撮影の基本は足2方向撮影であるが，これは「正面・斜位」が基本である．側面像は中足骨や足根骨が互いに重なり合ってしまい，評価しにくい．側面像を追加する場合は中足骨の背側脱臼などを疑う場合である．

❷ 念頭におくべき骨折

▶**中足骨骨折**（図6-34）

◆中足骨は遠位から順に，頚部骨折，骨幹部骨折，基部骨折がある．転位が大きければ手術の必要性が出てくる．直達外力では5本の中足骨はどこでも骨折しうる．足関節を内反して受傷した場合には第5中足骨基部骨折がよくみられる．これは同部に停止する短腓骨筋と第三腓骨筋の牽引力により骨折するためである．

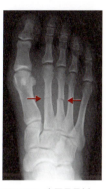

図 6-34 中足骨骨折

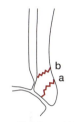

図 6-35 第 5 中足骨基部骨折
a：下駄骨折． b：Jones 骨折．

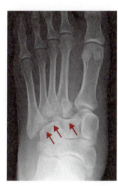

図 6-36 リスフラン関節脱臼骨折

- 骨折線の位置により下駄骨折や Jones 骨折の名がある（**図 6-35**）．Jones 骨折は転位が少なくても骨癒合しにくいことが知られており，手術治療が選択されることが多い．

▶リスフラン関節脱臼骨折（図 6-36）

- 中足骨と足根骨間は，正しくは足根中足関節（tarsometatarsal joint）であるが，リスフラン関節と呼ばれることのほうが多い．骨折を伴わない場合は第 3〜5 中足骨が外側（小趾側）へ転位しているだけのことがあるが，見逃しやすい．

- ◆ 足の単純 X 線斜位像で診断がつくが,健側との比較が有用である.また,中足骨基部が外側だけでなく背側への脱臼を伴っていることも多いので,側面像も必ず撮影しておきたい.
- ◆ CT を併せて撮影すると,脱臼や骨折がより明確に把握できるので有用である.

▶足根骨骨折
- ◆ 単独での骨折では稀である.3つの楔状骨,立方骨,舟状骨のいずれかの骨折が単純 X 線から疑われるときは CT を併せて撮影し転位について追加評価したい.転位が大きければ手術も考慮する.

❸ 治療
- ◆ 初期治療としては,足部から足関節に至るシーネ固定を行えばよい.脱臼を合併しているときは整復することが望ましいが,整復してもすぐに脱臼してしまい(易脱臼性),整復位保持が難しいこともある.脱臼や転位の大きな骨折では足部が著明に腫脹するために,RICE(☞p.43)を徹底したい.

3 足関節周囲の骨折

- ◆ 転倒して足を捻るという軽微な外傷から,高所から飛び降りて足から着地するなどの高エネルギー外傷などで受傷する.救急外来では足関節周囲の骨折に遭遇する機会は多い.
- ◆ 足関節を構成するのは脛骨遠位部,腓骨遠位部,距骨であり,距腿関節ともいう.距骨の底側の踵骨との関節面は距骨下関節という(図 6-37).

❶ 診断
- ◆ 足関節の骨折の診断の基本は足関節 2 方向撮影である.ただし,足関節を捻るように受傷した場合は,第 5 中足骨基部骨折(図 6-38a)や踵骨前方突起骨折(図 6-38b)を合併することがあるので,足 2 方向撮影も追加するべきである.
- ◆ 高所からの転落などでの受傷では,踵骨や距骨の骨折も念頭におく.踵骨の骨折がある場合は,距骨と踵骨の間の関節面(距骨下関節)の不整の有無を必ずチェックしなければならない.その際はアントンセン撮影*を追加するべきである.

---

*距骨下関節面に対する正しい側面像であり,関節内骨折の評価に有用である.

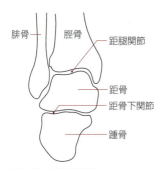

図 6-37　距骨下関節

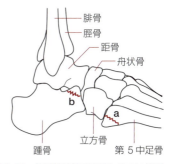

図 6-38　足関節捻挫で見逃しやすい場所
a：第 5 中足骨基部骨折．
b：踵骨前方突起骨折．

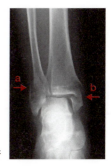

図 6-39　足関節外果(a)骨折，内果(b)骨折

❷ 念頭におくべき骨折

▶足関節外果骨折（図 6-39a）・内果骨折（図 6-39b）・後果骨折

- 最も頻繁にみられる足関節周囲骨折である．臨床的にはさまざまな分類法があるが，救急外来では骨折の有無がわかれば十分である．足関節の関節裂隙は，正常では内果面から外果面にかけて均一であるが，骨折や靱帯損傷を伴った場合は関節裂隙の開大を認めるので，診断の一助となる所見である．
- 腓骨遠位端（外くるぶし）を外果，脛骨遠位端（内くるぶし）を内果という．後果は脛骨遠位端の足関節の後方成分を指す．後果骨折は足関節側面像で診断するが，腓骨と重なって見逃すことが多い

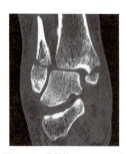
図 6-40　足関節 CT-MPR 像

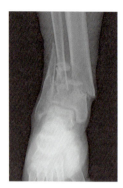
図 6-41　天蓋骨折

ので注意して読影したい．CT-MPR 像も診断に有用である（図 6-40）．

▶天蓋骨折（ピロン骨折）（図 6-41）
◆ 大きな外力で受傷する脛骨遠位部の粉砕骨折．軟部組織の循環障害が生じやすい．
◆ 可及的に整復してシーネを装着することになるが，最もよい DCO（☞MEMO damage control orthopaedics, p.104）の適応である．

▶距骨骨折
◆ 高所からの転落で受傷することが多い．解剖学的形状から距骨頸部骨折（図 6-42）が最も頻繁にみられる．足関節側面像が診断に有用であるが，骨折が判然としないときは健側も撮影して比較するとよい．

▶踵骨骨折
◆ 高所からの転落で受傷することが多い．本骨折を認めたときは，**下位胸椎や腰椎に圧迫骨折を合併することが多いので**，腰痛の有無も確認する．踵骨骨折にはさまざまな骨折型があり，圧壊する depression type（図 6-43a）や，骨片がアキレス腱に引っ張られて鳥の嘴状に転位した tongue type（図 6-43b）がある．踵骨骨折が足関節側面像で認められた場合は，距骨下関節面の評価のためにアントンセン撮影を，また踵骨の内外側への転位をみるために踵骨軸射を追加でオーダーするべきである．CT が簡単に実施で

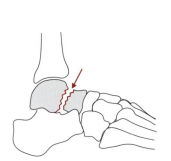

図 6-42　距骨頚部骨折

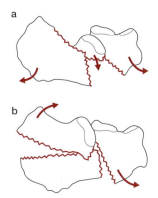

図 6-43　踵骨骨折
a：depression type.　**b**：tongue type.

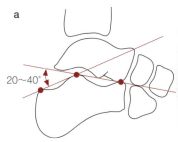
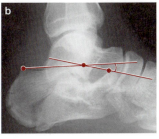

図 6-44　Böhler 角
a：正常では 20〜40°．**b**：骨折に伴い角度は減少．

きる施設であればCT-MPR像はきわめて診断に有用である．
- 踵骨の正常な形を見慣れないと骨折の判断に困ることがあるため，健側も撮影して比較するとよい．踵骨ではBöhler角（ベーラー角，図6-44）は20〜40°が正常であるが，骨折が起こるとその角度が減少することを知っておきたい．

❸ 治療
- 足関節周囲の骨折を認めた場合，下腿から足関節をまわし，足部の底側までシーネ固定を行うことが基本である．

- 転位が少ない骨折では松葉杖を処方して帰宅としても問題ないが，転位の大きな足関節周囲の骨折では著明な腫脹がみられることが多く，RICE(☞p.43)を徹底したい．組織内圧が高まり数時間で水疱を形成してしまうこともあるので，入院のうえ，ベッド上での安静・患肢高挙を考慮したい．

> **MEMO** damage control orthopaedics
>
> 　足関節や下腿遠位部の骨折においては，コンパートメント症候群の危険性がある．実際にコンパートメント症候群にまで発展した症例に遭遇する可能性はかなり低いと思われるが，それでも，著明な腫脹を伴う症例に遭遇する機会は少なくない．放置すると水疱形成や，手術創による皮膚壊死などに進展していく．
>
> 　下腿遠位部の骨折や足関節周囲骨折の初期治療としてはシーネ固定を行うことが正しい治療である．しかしactivityの高い施設では骨折部の安静はもとより，軟部組織の安静を第一義に，来院後ただちに下肢に創外固定をかけて二期的に手術を行うdamage control orthopaedics(DCO)を行っている．患部の腫脹の軽減には圧倒的に有利である．
>
> 　滅菌した創外固定器を常備してある施設は全国的には少なく，これが全国的な標準治療ではまだないが，転位の大きな下腿遠位部の骨折や足関節周囲骨折では時間とともにだんだんと腫脹が増し，水疱形成や軟部組織損傷が進行するため，少なくとも安静入院を検討したい．

4 下腿部の骨折

- 下腿の骨折はスポーツや交通外傷(自転車，オートバイなど)で多い．
- 下腿は脛骨と腓骨からなるが，脛骨前面の軟部組織が少ないため，開放骨折となることも珍しくない．開放骨折を受傷している場合，緊急に手術的な治療を要するために，ただちに専門医にコンサルトするか，対応可能な施設に転送する．
- 疲労骨折が発生しやすい部位でもある．

❶ 診断

- 基本は下腿骨2方向撮影(正面・側面)である．直達外力による骨

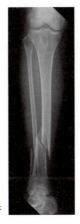

図 6-45　脛腓骨骨幹部骨折

折の場合はその部位に横骨折を認める．下腿に回旋が強制されて受傷した場合（捻挫など）はらせん骨折となる．

◆下腿骨の単純 X 線の撮影の際は，おざなりに下腿の骨幹部を撮影するのではなく，膝関節から足関節が入るように注意して撮影をオーダーしたい．もしいずれかの関節がフィルムから欠けている場合は，面倒くさがらずに，足りない部位の再撮影を行うことが望ましい．

❷ 念頭におくべき骨折

◆脛骨および腓骨の骨折である（図 6-45）．一方に骨折を認めた場合は，他方にも骨折がないか，単純 X 線を全長にわたり確認しなければならない．

❸ 治療

◆転位の大きくないものは，膝関節と足関節を固定するように長いシーネを当てる．松葉杖での移動が可能であれば，帰宅としてもよい．ただし，シーネ固定の合併症（☞p.34）についてよく患者の理解を得たうえでの帰宅とすること．RICE 目的に安静入院を勧める，あるいは対応できる病院へ転送するほうが無難である．

◆腓骨に大きな転位のある骨折が存在しても，あまり問題とはならない．しかし，脛骨に大きな転位のある骨折を認める場合は，

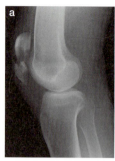
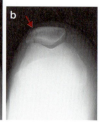

図 6-46　膝蓋骨骨折
a：側面像．b：軸射像．

骨折を整復する目的で踵骨に鋼線牽引を行うことがある．あるいは前項で述べた DCO（☞ MEMO damage control orthopaedics, p.104）を施行することもある．少なくとも RICE 目的に入院させたほうがよい．
◆ 特にやせ型で脛骨前面の皮下組織が薄い症例の場合，軟部組織損傷の進行に関しては留意しなくてはならない．

5　膝関節周囲の骨折

◆ 膝関節に存在する骨は，大腿骨，脛骨，膝蓋骨である．膝関節に骨折が生じると著明な関節血腫が起こるため，膝を触知して明らかな腫脹が存在すれば骨折の存在を疑う．

❶ 診断

◆ 臨床的に，外傷後に著明な膝関節の腫脹を認めたら，まず骨折を疑う．単純 X 線の撮影は膝関節 2 方向（正面・側面）が基本であるが，膝蓋骨骨折を疑う場合は軸射像も追加する（図 6-46）．
◆ 確定診断は単純 X 線であるが，膝関節穿刺（☞ p.39）にて血性の関節液が引けたら，これを膿盆などに垂らしてみる．血液中に脂肪滴が混じっているならば，骨髄からの脂肪滴であるので，関節内に及ぶ骨折が存在すると考える．単純 X 線 2 方向撮影でも診断しにくい骨折（例：脛骨近位部陥凹骨折，十字靱帯付着部剝離骨折など）があるため，関節穿刺は重要な補助診断となる．

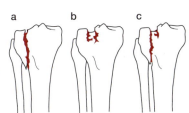

図 6-47　脛骨近位部骨折
a：split type.
b：depression type.
c：split depression type.

❷ 念頭におくべき骨折

▶膝蓋骨骨折

◆ 高齢者が転倒して膝前面を強打したときにみられることが多い．単純 X 線正面像では大腿骨遠位部と膝蓋骨が重なって見えるために判断しにくいが，側面像や軸射像では診断が容易である（図6-46）．

◆ 膝蓋骨は荷重骨ではないため，膝関節を伸展位でシーネ固定するか，膝関節伸展装具（ニーブレースなど）を装着させれば歩行させてもよい．

▶脛骨近位部骨折

◆ 転落などで下肢の長軸方向に衝撃が加わったときに受傷しやすい．関節面に骨折が及ぶ場合と及ばない場合があるが，たいていは関節面に骨折部が及ぶ（＝脛骨高原骨折と呼ぶ）．

◆ 脛骨近位が縦方向に割れるような split type（図6-47a），関節面の陥凹した depression type（図6-47b），および陥凹と縦割れを合併した split depression type（図6-47c）に分類される．縦割れが存在すれば骨折の診断は容易であるが，陥凹だけの骨折があることを知らないと見逃してしまう．若手の整形外科医でも見逃すことがある．

◆ 単純 X 線に異常がないと思っても，膝関節痛を強く訴える場合は，膝関節穿刺による脂肪滴の確認か，CT-MPR 像（図6-48）（前額断と矢状断）による関節面の評価を行いたい．

▶大腿骨遠位部骨折（大腿骨顆上骨折，大腿骨顆部骨折）

◆ 骨折の部位によって顆上骨折あるいは顆部骨折と分類されるが（図6-49），「遠位部骨折」とまとめて言ってしまってよい．

◆ 単純 X 線正面像と側面像で診断はそれほど難しくない．単純 X

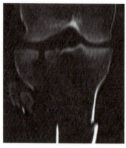

図6-48 脛骨近位部骨折のCT-MPR像

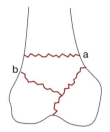

図6-49 大腿骨遠位部骨折
a：顆上骨折．b：顆部骨折．

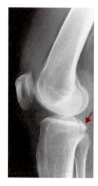

図6-50 後十字靱帯付着部剝離骨折

線での診断に自信がなければCTで評価してもよい．

▶十字靱帯付着部剝離骨折

- 転倒したとき，あるいは運転中の事故でダッシュボードに下腿近位部を強打したとき（dash board injury）にみられる．十字靱帯には前十字靱帯と後十字靱帯の2つが存在するが，ともに遠位部（脛骨側）での剝離骨折が多い．
- 膝側面像で診断される（**図6-50**）が，CTで確認してもよい．

❸ 治療

- 膝蓋骨骨折では，膝関節を伸展位で固定してしまえば荷重歩行を許可してよい．脛骨や大腿骨の骨折では，荷重骨であるため荷重

は許可できない．良肢位(軽度膝関節屈曲位)でシーネ固定を行うことが原則である．
◆腫脹が激しい場合には入院も検討する．施設によっては鋼線牽引やDCO(☞MEMO damage control orthopaedics, p.104)を行うことがあるが，足関節周囲や下腿ほど状況は切迫しない．

> ▶ POINT
>
> 膝関節の外傷には，骨折を伴わない十字靱帯損傷，内外側側副靱帯損傷やその剝離骨折も存在する．また種子骨*〔例：ファベラ(図6-51)〕も存在するため，これを骨折と間違えてしまうこともある．骨折を診断する，あるいは骨折でないものを骨折でないと診断するためには，患者の触診で圧痛点を念入りに確認したうえで，健側の単純X線と比較することが肝要である．
>
>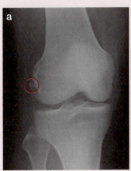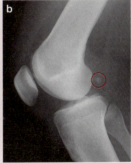
>
> 図6-51 ファベラ

6 大腿部の骨折

◆大腿骨は人体で最も長く頑丈な骨であり，青壮年での大腿骨の骨折は，相当大きな外力による外傷が考えられる．高齢者では骨粗鬆症や外側凸の彎曲変形が進むために，転倒や比較的軽微な外傷でも受傷しうる．

❶ 診断

◆基本は大腿骨2方向撮影であるが，骨折がある場合は撮影行為自

---

*ちなみに膝蓋骨も種子骨の1つである．

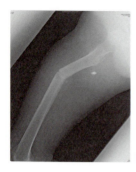

図 6-52　大腿骨骨幹部骨折

体が患者に多大な疼痛を与えるだけであり，正面像で骨折が認められれば 1 枚だけの撮影でも問題ない．
- 大腿骨は骨幹部に血管孔を認めるため，これを骨折と誤解してしまうことがある（☞図 6-1，p.78）．骨折は臨床症状と併せて判断したい．

❷ 念頭におくべき骨折

- 大腿骨骨幹部骨折である（図 6-52）．診断は容易である．
- 注意したいのは，幼児の大腿骨骨幹部骨折である．内分泌代謝異常や遺伝疾患などの骨系統疾患をもたない幼児でこの骨折を認めたとき，受傷機転が軽微な（軽微であると申告されている）場合は虐待を疑い，体表をくまなく観察する．年齢から推察される標準的な身長や体重であるか，他部位の骨折はないか，打撲痕がないかを検索する．繰り返しとなるが，直達外力では横骨折，下肢を捻るような外力ではらせん骨折となる．申告された受傷機転と骨折型が一致しないときは虐待を疑う．

❸ 治療

- シーネ固定は難しい部位であるため，入院のうえで直達牽引（鋼線牽引）を行うことが推奨される．整形外科医にコンサルト，もしくは対応可能な施設への転送を行う．創外固定も選択肢となる．直達牽引がただちに行えない場合は，介達牽引（スピードトラック®牽引 ☞p.33）を行い，翌日整形外科にコンサルトしても構わない．

7 股関節周囲の骨折

- とにもかくにも，股関節の骨折といえば「大腿骨頚部骨折」である．「頚部」は広義の頚部を指すが，近年は「大腿骨近位部」骨折といわれるようになった．
- 大腿骨近位部骨折は，年間 20 数万人が受傷する骨折である．高齢者の転倒による受傷が圧倒的に多く，歩行能力の低下に直結し，廃用症候群，褥瘡，肺炎などから患者の予後にも大きく影響する骨折である．受傷後 1 年生存率が 70～90％，5 年生存率は 30％ともいわれている骨折であるという認識は，初療を担当する医師も共有してほしい．（☞第 9 章「高齢者関連」，p.157）

❶ 診断

- 単純 X 線は，両股関節正面＋患側のラウエンシュタイン（ラウエン）撮影をオーダーする．ただし，両股関節正面で明らかな骨折を認めた場合には，ラウエン撮影は患者に疼痛を与えるのみであり，省略してもよい．
- 転位の大きな骨折は診断が容易であるが，診断が困難な症例もある．大腿骨頚部の角度（頚体角）や長さを左右で比較し，明らかな差があれば骨折と判断できる．そのため，患側の股関節正面ではなく，必ず健側も含めた両股関節正面を撮影するべきである．
- 単純 X 線による正診率は 96～98％とされており，単純 X 線では診断がつかない骨折もある．患者が股関節を痛がって，臨床的には大腿骨近位部骨折を十分疑う場合には，夜間でも施行可能な施設が多い CT での MPR 像が有用である．しかし CT による正診率は 99％であり，CT で骨折が診断できなくてもなお臨床的に骨折を疑う場合はひとまず入院させ，MRI（正診率 100％）を施行するのがよい．

❷ 念頭におくべき骨折

- 大腿骨近位部骨折である．図 6-53 のように大腿骨近位部骨折は，①骨頭骨折，②頚部骨折，③転子部骨折，④転子下骨折に分類される．このうち①と②が「いわゆる内側骨折」（図 6-54，55），③と④が「いわゆる外側骨折」（図 6-56）である．内側型と外側型では手術方法が異なるため，コンサルトの際に整形外科医は電話でどの骨折型かを知りたがるが，その返答には俗称の「内側・外側」を用いて返答するのがよい．

112　第6章 骨折

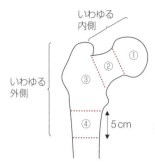

図 6-53　**大腿骨近位部骨折**
① 骨頭骨折．② 頚部骨折．
③ 転子部骨折．④ 転子下骨折．

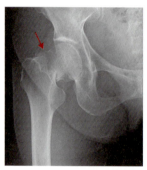

図 6-54　大腿骨頚部骨折

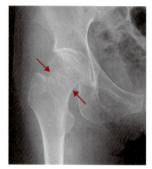

図 6-55　大腿骨頚部骨折（わかりにくい例）

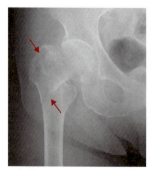

図 6-56　大腿骨転子部骨折

- ◆ 骨折線が頸部と転子部にかかっている骨折は，内側型と外側型の判断がつきにくいが，より遠位の骨折線を優先し，転子部骨折（＝外側型）と表現する．

❸ 治療

- ◆ 根治的治療法は，麻酔が可能である限り原則として手術治療となることを認識したい．保存治療では廃用症候群が必発となり，生命予後がきわめて不良となるためである．疼痛を訴えないほどの認知症患者であったり，関節拘縮が進んだ寝たきり患者などは手術の適応外となる．寝たきり患者であっても，認知症がなく関節拘縮もなければ，介護の面や骨折による除痛を目的に手術治療を選択することがある．
- ◆ 上記を勘案し，もともと施設に入所中で寝たきりであるような患者を除くと，入院もしくは基本的に整形外科手術に対応している施設への転送が望ましい．初期治療は，以前は直達牽引や介達牽引が行われていたが，これは骨折部の整復を目的としたものではなく，疼痛が強い場合に骨折部の安静を目的にのみ行われるべき

MEMO 　**見逃しやすい「骨折に合併する骨折」**

1つの骨折を見つけて安心することなかれ．整形外科医でないと見逃しやすい，骨折に合併する骨折を挙げる．

- 飛び降りなどの墜落外傷患者で，踵骨骨折を認めたときは胸腰椎圧迫骨折を合併することが多い（☞p.102参照）．
- 手をついて受傷した橈骨遠位端骨折で，肘も痛がる場合，橈骨頸部骨折を合併することがある（双極損傷＝bipolar injury）．
- 脛骨にらせん骨折を認めた場合は，必ず腓骨にも骨折がないか確認する必要がある．らせんの延長線上（通常は腓骨近位部）にも骨折を合併していることがある（図6-57）．

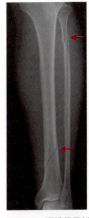

図6-57　脛腓骨骨折

である．安静時の疼痛が自制内である場合は，近年は牽引をしない傾向である．

骨盤編

- JATEC(Japan Advanced Trauma Evaluation and Care：外傷初期診療ガイドライン日本版)における救急蘇生のABC[*]において，A(airway)，B(breathing)に次いでC(circulation)の評価において胸部ポータブル単純X線とともに骨盤正面単純X線も撮影することとなっている．これはすなわち，骨盤骨折は全身の循環動態に影響を及ぼす外傷だということを認識してほしい(ただ，骨盤骨折という名前ばかりが先行してしまって，すべての骨盤骨折が致命的であるという誤ったイメージが定着していることも事実である)．全身評価と管理に関してはJATECのガイドラインを精読してほしい．
- ここでは骨盤骨折に焦点を当て解説する．

1 まず患者受け入れが可能か判断する

- 循環動態に影響するような骨盤骨折の患者が，病院に歩いて受診しに来ることはまずほとんどありえない．交通事故であったり転落・墜落であったりといった高エネルギー外傷で受傷する．すなわち，ほぼ間違いなく救急車で搬送となる．
- 高エネルギー外傷で骨盤骨折が強く疑われる場合，骨盤の診療としては以下となる．

> ① 単純X線(による骨折の有無と程度の評価)
> ② 単純CT(による骨折の評価)と造影CT(による出血の評価)
> ③ 血管内治療(血管造影による血管塞栓術)あるいは創外固定，ガーゼパッキングなどの手術加療

- 幸い創外固定や血管内治療(IVR：interventional radiology)が必要ない症例であっても，CTが撮れなければ骨盤骨折による出血

---

[*]正確にはprimary surveyにおけるABCDEアプローチという．

のまともな評価は行えない．したがって，CT を夜間撮れない施設では，骨盤骨折が強く疑われる患者の受け入れは行うべきでないと考えられる．受け入れた場合も，骨盤単純 X 線で「重症が疑われる骨盤骨折」（☞p.119）を認めた場合は，その後の診療を適切に行える施設へ転送すべきである．

2 患者が搬入されたらまず行うべきこと

◆まず行うべきは，骨盤の単純 X 線の撮影ではない．患者のバイタルサインを確認することである．

- 血圧が保たれているか：収縮期血圧が 90 mmHg を下回るようなら大量の内出血を想定して輸血のオーダーを行う．緊急性があるときは O 型 Rh（+）のもので構わない．クロスマッチをして適合した輸血を確保する間に患者はショック状態になりうる．
- 脈拍は正常か：血圧が維持されていても，頻脈（100 回/分以上）であれば同様に骨盤骨折による大量出血を想定する．生体は血圧が下がる前に，脈拍数を上げることで血圧を維持しようとするからである．むしろ，血圧が低下している症例はすでに頻脈による代償が効かなくなっていることを意味する．したがって，頻脈であれば今後血圧が下がってくることを十分想定して診療を進めなくてはならない．
- 意識は清明か（JATEC の"D"）：来院時すでに意識障害があれば，重篤な骨盤骨折が存在する可能性を念頭に置く．

3 骨盤の解剖
❶ 骨格（図 6-58）
◆骨盤は寛骨，仙骨，尾骨からなる骨格である．寛骨は骨盤前部と両側部を，仙骨と尾骨は骨盤後部を形成する．寛骨は発生学的に腸骨・坐骨・恥骨の 3 つの骨からなるが，成人ではこれらが癒合して 1 つの寛骨となる．

❷ 靱帯
◆骨盤部の靱帯は多数あるが，救急外来担当医が知っておくべきことは，恥骨結合と仙腸関節はそれぞれ強靱な靱帯により連結されていることである．恥骨結合（図 6-59）は左右の恥骨が正中線上で向かい合い，恥骨間円板により連結され，上下の恥骨靱帯で補

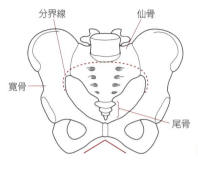

図 6-58 骨盤の解剖

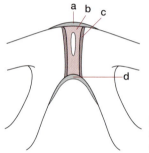

図 6-59 恥骨結合
a：上恥骨靱帯．b：恥骨間円板．
c：硝子軟骨．d：恥骨弓靱帯．

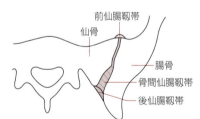

図 6-60 仙腸関節

強されている．一方，仙腸関節（図 6-60）は，腸骨と仙骨の関節面自体が不規則な凹凸面となってお互いに嵌合しており，さらに仙腸関節前面には前仙腸靱帯が，後面には骨間仙腸靱帯と後仙腸靱帯が存在し，強固に固定されている．恥骨結合も仙腸関節も高エネルギー外傷でないと破綻することはない（図 6-61）．

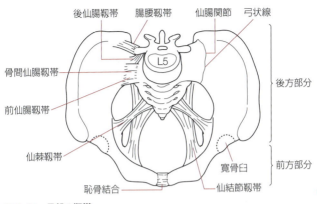

図 6-61　骨盤の靭帯

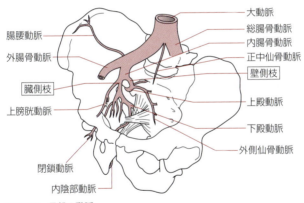

図 6-62　骨盤の動脈

❸ 動脈（図 6-62）

◆ 総腸骨動脈は仙腸関節前面で内/外腸骨動脈に分岐する．外腸骨動脈は分界線（図 6-58）に沿って前方に出て鼠径靭帯の中央で大腿前面に出て大腿動脈となる．内腸骨動脈は骨盤側壁を沿って下行し，骨盤腔に入り壁側枝と臓側枝に分かれる．骨盤骨折で仙腸関節付近の骨折が生じると，特に壁側の血管（上殿動脈，下殿動

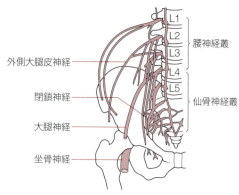

図 6-63　骨盤の神経叢

脈，閉鎖動脈など）に損傷が起こりやすい．骨盤骨折による死亡は，このような動脈損傷による出血死がほとんどである．いかに止血がなされるかが，患者を救命できるか否かの分岐点となる．

❹ 静脈

- 総腸骨動脈や内/外腸骨動脈のほか，仙骨前面の静脈叢も発達しており，仙腸関節近傍の骨折ではここからの静脈性出血も問題となる．

❺ その他

- 骨盤内腔には大腿神経，閉鎖神経，外側大腿皮神経などが存在するが，骨盤骨折で問題となるのは仙骨前面の神経孔から出る神経叢（図 6-63）であり，この損傷により膀胱直腸障害や坐骨神経領域の障害（運動障害および知覚障害）が発生する．
- また，恥骨近傍の骨折には尿道損傷を合併することが多い．全身管理の面から骨盤骨折では尿道カテーテルの挿入が望ましいが，血尿を認めたときには愛護的に尿道カテーテルを挿入し，挿入困難な場合は泌尿器科医にコンサルトすることが望ましい．

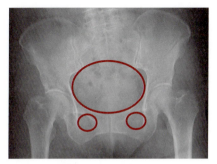

図 6-64　骨盤の 3 つのリング

4 骨盤単純 X 線における骨折の評価と分類

◆骨盤正面の単純 X 線を撮影したら，それをゆっくり見ている時間はない．まず「大きな骨折」がないかどうかを 1～2 秒で判断する．「大きな骨折」があれば，すなわち重篤な骨盤骨折であり，患者のバイタルサインに留意しながら迅速に診療を進めていかなければならない．

◆1～2 秒で骨盤単純 X 線を見るときのポイントは，3 つのリングが破綻していないことを確認することである（図 6-64）．正しく撮影された骨盤正面像では，左右の閉鎖孔の大きさが同じはずである．この 2 つの閉鎖孔のほかに，中央の骨盤腔（分界線，図 6-58）の合計 3 つのリングを観察する．リングが一周連続していれば，重症が疑われる骨盤骨折ではない．逆に，これら 3 つのリングのうち 1 つでも連続性が失われている場合は重症化する可能性を念頭において診療を進めなければならない．骨盤正面像の読影は，まずは 3 つのリングのチェックだけでよいので 1～2 秒で十分評価できる．これにより骨盤骨折を 3 つに分類できる（表 6-1）．

◆安定型骨盤骨折（図 6-65）は，骨盤の輪状構造に変形が起こっていないものをいい，腸骨骨折，恥坐骨骨折（後方要素に骨折を伴わないもの），仙骨横骨折などがある．

◆一方，骨盤の輪状構造に変形を伴うものが不安定型骨盤骨折であり，（狭義の）不安定型と重度不安定型に分けられる．垂直荷重方向への安定性が保たれているものが不安定型骨折であり（図 6-

表 6-1 骨盤骨折の分類と外力の方向

骨折型	定義	外力の推定
安定型骨盤骨折	骨盤輪の構造が保たれている部分的な骨折	限局した部位に作用する外力
不安定型骨盤骨折	骨盤輪の構造が破壊された骨折	前後圧迫外力，側方圧迫外力
不安定型	回旋方向に不安定で垂直方向は安定*	垂直剪断外力，高度な前後圧迫外力，側方圧迫外力
重度不安定型	回旋方向および垂直方向とも不安定	高度な垂直剪断外力，前後圧迫外力，側方圧迫外力
寛骨臼骨折	寛骨臼の骨折	大腿骨からの介達外力

*回旋方向・垂直方向の安定性については本文参照

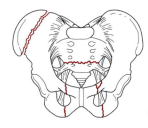

図 6-65 安定型骨盤骨折

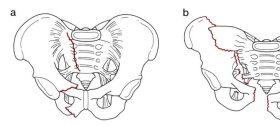

図 6-66 不安定型骨盤骨折
a：不安定型骨折．b：重度不安定型骨折．

66a)．荷重方向への安定性も失ったものが重度不安定型骨折である(図 6-66b)．重度不安定型骨折は骨盤内の血管や軟部組織損傷も高度である可能性が高く，バイタルサインの変化に特に留意しなくてはならない．

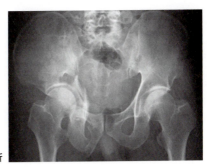

図 6-67　寛骨臼骨折

- 寛骨臼骨折（図 6-67）は，墜落などで大腿骨に長軸方向の外力が加わり寛骨臼を中心性に押しやって骨折するものである．寛骨臼骨折だけでは骨盤内出血でショックになることは少ない．
- バイタルサインが落ち着いたら，再度骨盤正面像を読影する（今度は精読する）．

> ① 撮影したポータブル単純 X 線が正しい正面像であるか，左右の閉鎖孔の形を見る．同じ形でなければ正しい正面像ではないと思って読影を続ける．つまり，左右差を比較するうえで，正しくない骨盤正面単純 X 線は適さない．
> ② 両側の仙腸関節の関節裂隙を評価する．左右の関節裂隙が同じ幅であれば仙腸関節の解離は考えにくい．逆に，左右差を認める場合は仙腸関節の解離が強く疑われる．
> ③ 腸骨翼，腸骨棘，恥骨，坐骨，臼蓋骨折の有無を確認する．仙腸関節およびその近傍の仙骨骨折や腸骨後方の骨折は致命的となりうるのに対し，単独の恥骨骨折や坐骨骨折，臼蓋骨折（中心性股関節脱臼を含む），腸骨翼骨折などは致命的とはなりにくい．

5　CT の撮影

- JATEC での secondary survey で胸腹骨盤部 CT を撮影する場合は自動的に含まれるが，骨盤骨折では CT およびその MPR 像での評価も併せて行いたい．明らかに転位の少ない骨折であれば CT は後日でも構わない．しかしながら，転位の大きな骨盤骨

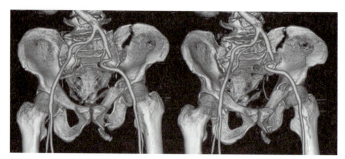

図 6-68　骨盤造影 3D-CT 像

折や，仙腸関節近傍に骨折線が及ぶときは単純 CT での骨折の詳細な評価と，造影 CT での血管外漏出(extravasation)の評価を行っておきたい．

- ◆ **造影 CT は動脈相(dynamic CT)と平衡相を撮影する**．骨盤骨折の評価における CT-MPR 像や 3D-CT 像は非常に有用である．夜間でも CT 施行が可能な施設であれば行っておきたい(図 6-68)．
- ◆ なお造影 CT で血管外漏出を認めた場合は，仮にバイタルサインが安定していても徐々に不安定となる可能性があるため，血管内治療や手術対応が困難であれば高次機能病院(放射線科医による IVR と整形外科医による骨盤骨折の治療を並行して行うことが可能な施設)への転送が望ましい．

6 初期治療

- ◆ 初療医が行わなければならないのは，① バイタルサインの確認，② 輸液および緊急輸血のオーダー〔血液型が不明な場合は O 型 Rh(+)をオーダーする．**緊急性のある場合は血液型が判明するまで輸血を待っていてはならない！**〕，③ 画像検査(単純 X 線，CT)，④ シーツラッピング法(次頁)である．ここまでできれば十分である．
- ◆ それ以後は専門医が行えばよいが，初療医も一連の流れを知っておかないとならない．
- ◆ 造影 CT によって造影剤の血管外漏出を認めた場合は動脈損傷に

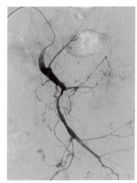

図 6-69　IVR

よる活動性出血が存在すると判断し，放射線科医によるIVR（図 6-69）を依頼する．バイタルサインが不安定なときのIVRではすべての出血源の止血を目標とするのではなく（＝時間がかかりすぎるので），短時間で大きな出血源を止めるのみとする．もしくは損傷動脈の比較的中枢部でまとめて止血するようにしなければならない．

- ◆ 止血では開腹によるガーゼパッキング（extraperitoneal gauze packing）を行うことがある．IVRとの優劣はcontroversialであり，施設によって方針が異なる．
- ◆ 恥骨部など前方要素が骨折により開大し，仙腸関節や仙骨など後方要素が蝶番（ちょうつがい）のように開いた，いわゆる open book 型の骨折（図 6-66b）では，骨盤に対する創外固定の適応となる．創外固定には腸骨翼に創外固定ピンを立てる high route 法（図 6-70a, b）と，下前腸骨棘にピンを立てる low route 法（図 6-70c），およびその変法である subcristal 法がある．創外固定に精通していなければ，応急処置としてそれまでの間は，シーツを用いて骨盤を閉めるシーツラッピング法（図 6-71a）や，既製品（SAMSLING®，図 6-71b）を用いた応急処置を施しておく＊．これにより，腹腔内圧を高めることによる骨盤内のタンポナーデ効果と，骨折部を

＊open book 型以外にはシーツラッピング法などは適応とならない．

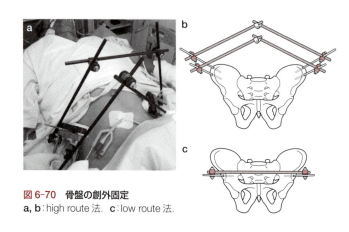

図 6-70　骨盤の創外固定
a, b：high route 法．　c：low route 法．

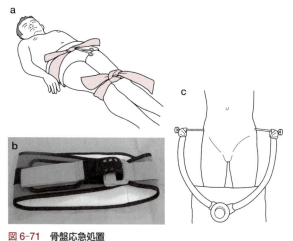

図 6-71　骨盤応急処置
a：シーツラッピング法．　b：SAMSLING®．　c：pelvic clamp．

- 直接寄せることによる止血効果を期待できる．
- バイタルサインが崩れたときに備え，不安定型の骨盤骨折を認めたら，救急外来であらかじめ大腿動脈にシースを挿入し，いつでも大動脈閉塞バルーンカテーテル（IABO：intra-aortic balloon occlusion，またはREBOA：resuscitative endovascular balloon occlusion of the aorta）が使用できるよう準備をしておく．
- pelvic clamp（図6-71c）を使用する施設もあるが，適切な位置に設置できずに腸骨を貫いてしまうなどの合併症も報告されており，また殿筋を大量に貫くために長期には留置できないなどの欠点がある．
- 転位の大きな寛骨臼骨折の場合には，大腿骨遠位部に直達牽引をかけ，7〜10 kgの重錘で牽引する．

7 根治手術

- 成書を参照されたい．プレート固定やスクリュー固定が基本であり，前方や後方などさまざまな手術アプローチが存在し，骨折型や術者の好みによって手術方法が異なる．

脊椎編

- 多くの教科書の脊椎外傷の項目では，脊髄損傷が主な記載項目であることが多いが，実際に脊髄損傷症例に会うことは稀であると思われる．それよりも初療医が診療する機会が多いのは，例えば交通事故による頚椎捻挫（＝正確には頚部挫傷）や，重いものを持ったのちに生じるぎっくり腰（＝急性腰痛症）であろう．本項ではこちらに主眼を置いて述べていく．
- 本格的な脊椎外傷は，ほぼ間違いなく高エネルギー外傷によって発生する．しかし，それに遭遇する機会は多くない．重要なのは，それ以外の日常遭遇する機会の多い脊椎外傷に確実に対応することである．

1 高エネルギーでない外傷

❶「むち打ち」損傷（頚椎捻挫，頚部挫傷）

◆交通事故による「むち打ち」患者は，時間外に受診する外科系患者の多くを占める．症状は軽微であっても，警察の事故処理であったり，相手との関係であったり，心配なので念のためであったりといったさまざまな緊急性のない理由での受診が多い．適切な医療機関受診であるか否かはここで論じないとして，整形外科を専門としない医師の頚椎単純X線の読影は，見落としたときのリスクを考えると決して安易に行えないため，それなりに心理的負担となる．

▶症状

◆頚部の鈍痛や頚部違和感を訴えることが多い．逆に，激しい頚部の疼痛を訴える場合は頚椎の骨折を考慮し，装着していなければ頚椎カラーを先に装着する．四肢に神経症状，すなわち知覚麻痺や運動麻痺を認めなければ，ひとまず安心して構わない．

◆随伴症状としては頭痛や嘔気，低血圧などの迷走神経反射による症状が多い．稀に微熱を呈することもある．

◆上下肢にしびれを訴える場合は脊椎（＝骨）だけでなく脊髄（＝神経）にまで損傷が影響している可能性を十分考慮しなくてはならない．多くの場合は一時的な症状であるが，運動麻痺〔徒手筋力検査（MMT：manual muscle test）の低下，指の巧緻運動障害，歩行異常など〕が出現しているときは脊髄損傷である．

▶画像診断

◆明らかに単純X線を撮影する必要がなさそうであっても，交通事故ではほとんどの場合に診断書の発行を求められるため，「診断」目的に頚椎2方向撮影を行う．強い頚部痛を訴える場合は，開口位を含めた3方向撮影（図6-72）を行うか，最初から頚椎CTとそのMPR像（図6-73）で代用しても構わない．明らかな運動麻痺がある場合はMRI（図6-74）による脊髄損傷の評価が望ましい．

◆頚椎の単純X線では，正面像はほとんど診断価値がない．しかし，頚椎側面像はしっかり読影しなければならない．頚椎単純

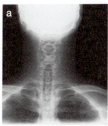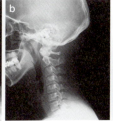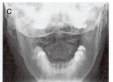

図 6-72 頚椎 3 方向撮影
a：正面像. b：側面像. c：開口位.

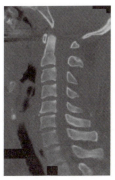 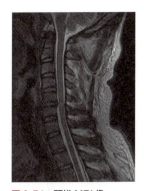

図 6-73 頚椎 CT-MPR 像　　**図 6-74 頚椎 MRI 像**

X 線は骨しか評価できないと思われているが，軟部陰影の評価も重要となる．頚椎骨折は C2 が 25％と最も多く，C6，C7 がそれに次ぐ．適当に頚椎側面像を撮影すると，肩が下位頚椎と重なってしまって読影できない．つまり，側面像では C7 まで撮影できるよう，患者の肩を下に引いて撮影する必要がある．

◆ 読影は ABCD の順で行う（**図 6-75〜77**）．

A（Alignment：配列）……頸椎椎体前面のライン，後面のライン，脊柱管後面のライン，棘突起のラインに配列異常がないかを確認する（図6-75）．明らかな骨折がなくとも配列異常があれば，何らかの損傷があるものと考える〔正常の90%は頸椎は前弯であるが，前弯が消失したstraight neckや後弯変形の患者もいる（図6-76）．したがって，これらの弯曲異常自体は正常であることを知っておきたい．なおstraight neckや後弯変形の患者はむち打ち損傷の症状が残存しやすいことが知られている〕．

B（Bone：骨）……個々の椎体，椎弓や棘突起，関節突起などを評価する．微細な骨折は単純X線では判定できないので，頸部痛が強い場合はCTを考慮する．

C（Cartilage：軟骨）……椎体間の距離をチェックする．厳密には軟骨だけでなく椎間板も含めた評価である．若年者の場合，通常は異常を認めない．椎間板腔の狭小化は通常は加齢に伴う変化である．

D（Distance of soft tissue：軟部組織陰影）……これをきっちり読影しないと重大な脊椎損傷を見逃すこととなる．チェックすべきポイントは3つである（図6-75）．

(1) C1-2間の距離〔環椎歯突起間距離（ADI：Atlas-Dens Interval）：正常成人3 mm*以下，小児5 mm以下〕
(2) C2椎体下縁と咽頭後壁との距離〔後咽頭腔幅（Retropharyngeal space）：正常7 mm*以下〕
(3) C6椎体下縁と気管後壁との距離〔後気管腔幅（Retrotracheal space）：正常22 mm*以下〕

これらが正常値よりも拡大している場合は，仮に頸椎自体に骨折がなくても，それを連結する靱帯や椎間板などに大きな損傷をきたしていることを示しており，頸椎カラーによる頸部の保護をしたうえで整形外科医にコンサルトすることが望ましい．

開口位の単純X線では，C2の歯突起骨折の有無を判断する．歯突起骨折には図6-77の骨折型があり，これを念頭に単純X線を読影する．

*「3×7≒22」と覚える

脊椎編 129

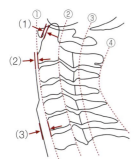

図 6-75 頸椎単純 X 線側面像読影のポイント
① 椎体前面ライン．② 椎体後面ライン．
③ 脊柱管後面ライン．④ 棘突起ライン．
(1) 環椎歯突起間距離．(2) 後咽頭腔幅．
(3) 後気管腔幅．

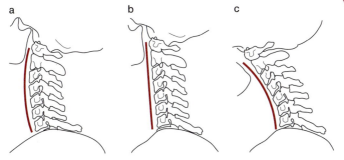

図 6-76 頸椎アライメント
a：前弯変形．b：straight neck．c：後弯変形．

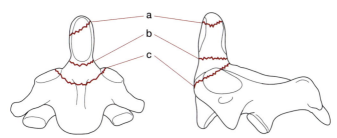

図 6-77 歯突起骨折の分類（Anderson 分類）
a：type1（歯突起上端）．b：type2（歯突起基部）．c：type3（軸椎椎体部）．

> **MEMO** **Barsony(バルソニー)**(図6-78)
>
> 頚椎単純X線側面像で,棘突起よりも後面に辺縁が鈍な骨片を認めることがある.よく棘突起骨折と誤診されるが,これは骨折片ではなく,異所性骨化でありバルソニーと呼ばれる.後頭隆起から第7棘突起にかけて存在する項靱帯が限局性に石灰化したもので,糖尿病患者,肥満者,後縦靱帯骨化症(OPLL)患者などに多くみられる.病的意義はまったくない.
>
>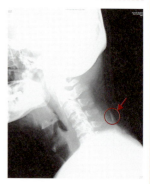
>
> 図6-78 バルソニー

▶治療

◆明らかな骨傷がなければ疼痛に応じて頚椎カラー,NSAIDs,外用薬を処方する.骨折や軟部陰影の大きな異常を認めた場合はただちに整形外科医にコンサルトする.

❷ **急性腰痛症**

◆体動困難なほどの腰痛(急性腰痛症)は救急車で来院することが多い.当然ながら尿路結石や大動脈瘤解離などを否定しなければならないが,これらが否定されれば筋原性の腰痛と考えてよい.青壮年では画像検査は必須ではないが,ごく稀にみられる化膿性脊椎炎や転移性脊椎腫瘍を除外するために,また高齢者では椎体圧迫骨折を鑑別するために,疼痛の高位に応じて腰椎(あるいは胸椎)2方向撮影を行う.

◆診察では,まず圧迫骨折を鑑別するために正中の叩打痛の有無を調べる.局所的に患者が跳び上がるほどの叩打痛を認めれば,その高位での新規の圧迫骨折が示唆される.高齢者ではもともと多発圧迫骨折がある場合があり,どれが新規骨折でどれが陳旧性の骨折か判然としないことが多い.そこで,著明な叩打痛の有無が新規圧迫骨折の有無に重要な所見となる.

◆急性腰痛症(ぎっくり腰)は,その本態が傍脊柱筋群の筋原性疼痛

であり，正確には腰部筋筋膜炎という．疼痛部位は正中ではなく，左右一方もしくは両側であることが多い．「炎」という名前がついているが炎症が存在しているわけではなく，局所の筋や筋膜の損傷（微小な断裂）が本態である．頸椎での傍脊柱筋や胸鎖乳突筋でこれが起これば，いわゆる「寝違い」となる．

◆治療の基本は安静加療に尽き，適宜 NSAIDs の内服や坐剤，外用薬を用いる．体動困難なほどの症状では安静目的の入院が望ましいが，医療機関によっては安静目的での病床確保が困難なこともあり，帰宅困難な場合には対応に苦慮することがある．トリガーポイント注射（☞p.40）によって局所麻酔薬を疼痛部位に直接投与することは鎮痛効果に優れるが，短期的な効果しかなく，帰宅後に疼痛が再発することが多い．また，トリガーポイント注射の効果の高さから，時間外診療のリピーターを作ってしまうことがあるので，その適応は慎重に決める．

2 高エネルギー外傷

◆大きな交通事故で救急車搬入となることもあるが，下記のような脊椎外傷は転倒や比較的軽度とも思える交通事故で受傷することもあり，診療する機会がないことはない．そこで，遭遇する可能性のある主な脊椎外傷について解説する．いずれも診断された時点でただちに整形外科医にコンサルトすることが望ましい．

❶ 脊髄損傷

◆近年高齢者の交通事故が増加の一途にあるが，高齢者ではもともと加齢変化による脊柱管狭窄が背景となり，軽微な追突事故であっても脊髄損傷を発症することがある．必ずしも脊椎に骨折を伴わないことから，単純 X 線で異常がないからとおざなりに診療を行うと脊髄損傷を見逃すこととなる．

▶診断

◆四肢の運動および全身の知覚を検査する．運動機能は MMT で，知覚機能はデルマトームで評価する．脊髄損傷の高位は，機能が保たれている最も尾側の髄節高位で表現する．すなわち，例えば C6 以下の麻痺を認めれば，「脊損高位は C5」と表現することになる．脊椎に骨折を認めた場合，その高位と麻痺の高位が一致しないことがある．

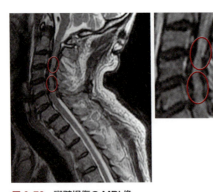

図 6-79 脊髄損傷の MRI 像
丸で囲んだ部分は脊髄中心部に高輝度変化を認める．右は拡大写真．

- 単純 X 線で骨折がないにもかかわらず脊髄損傷を認める場合*は MRI を撮影する．また脊髄損傷が中等度以上であると，MRI では T2 強調像で脊髄内に高輝度変化を認めることが多い(**図 6-79**)．なお高齢者では，脊柱管狭窄(経年的な変化)による脊髄の圧迫が認められることが多い．

▶ **分類**
- 脊髄損傷の神経学的重症度分類には Frankel 分類と ASIA 分類(American Spinal Injury Association)が用いられる(**表 6-2**)．
- 完全型脊髄損傷は回復が望みにくい．
- 不完全型脊髄損傷は中心性脊髄損傷がほとんどである(前部脊髄損傷，後部脊髄損傷，Brown-Sequard 型脊髄損傷は教科書で名前を見かける程度である)．
- 中心性脊髄損傷では，その名の通り脊髄の中心側の損傷であり，脊髄路の分布ゆえ上肢優位の麻痺が起こるため(**図 6-80**)，歩行できることもあり見逃しやすい．仙骨領域の脊髄路が最も外側にあるため，肛門周囲の感覚や，随意的な肛門括約筋の収縮機能が残存(＝仙髄回避：sacral sparing)しているかで，完全型か中心

---

*骨傷のない脊髄損傷を SCIWORA(サイワラ：spinal cord injury without radiographic abnormality)と呼ぶ．小児や高齢者に多い．

表 6-2 Frankel 分類と ASIA 分類

Grade	Frankel 分類	ASIA 分類
A	・完全麻痺 ・損傷部以下の運動・知覚の完全麻痺	・完全麻痺 ・S4〜5 髄節まで運動・知覚が完全に喪失
B	・運動喪失・知覚残存 ・損傷部以下の運動は完全に失われているが,仙髄域などに知覚が残存するもの	・不完全麻痺 ・損傷部以下の運動完全麻痺 ・知覚は障害レベル以下（S4〜5 髄節まで）残存
C	・運動残存（非実用的） ・損傷部以下にわずかな随意運動機能が残存しているが,実用的運動（歩行）は不能なもの	・不完全麻痺 ・損傷部以下の運動機能は残存しているが,筋力は MMT3/5 未満である
D	・運動残存（実用的） ・損傷部以下に,かなりの随意運動機能が残存し,歩行も補助具の要否にかかわらず可能	・不完全麻痺 ・損傷部以下の運動機能は残存しており,筋力も MMT3/5 以上である
E	・回復 ・神経脱落症状を認めない（反射異常は残ってもよい）	・正常 ・運動・知覚ともに正常

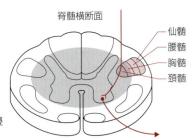

図 6-80 中心性脊髄損傷
頚髄領域が中心にあるため上肢優位の麻痺が起こる．

性脊髄損傷かを鑑別できる．

▶治療

◆ 上位頚髄損傷では呼吸筋麻痺により人工呼吸管理が必要となる．また,交感神経系の遮断により徐脈,低血圧となり循環管理も必要となる．排尿障害のために尿路管理も必要となり,消化管麻痺によるイレウスや便秘,体動困難と知覚障害による褥瘡などもい

ずれ問題となる．
- 薬物治療としてはNASCIS(National Acute Spinal Cord Injury Study)に基づくステロイドパルス療法が行われていたが，呼吸器や消化器系に対する副作用，感染症の発生などのリスクから，米国神経外科学会脊髄損傷治療ガイドラインでは「ステロイドは推奨されない」とされている．しかし実際は，臨床的にステロイドによる麻痺の改善がみられるため，現在でも積極的に行う施設もあり，ステロイドの副作用を勘案して適応を決めるとよい．
- NASCIS-Ⅲプロトコール：メチルプレドニゾロン(ソル・メドロール®など)を最初30 mg/kgを15分で投与し，45分の休薬後，持続で5.4 mg/kg/時で投与する．ステロイド開始までの時間が受傷3時間以内なら24時間プロトコールとし，受傷3〜8時間の場合は48時間プロトコールとする．60 kgの患者であれば，最初の15分で1.8 g，その後の23時間で7.5 g，48時間プロトコールの場合はさらに次の24時間で7.8 gの投与を行うことになる(総投与量の単位はmgではなくgであるので要注意)．

❷ 頚椎骨折

- 頚椎は脊椎のなかでも可動性に富むために損傷を受けやすい．頚部脊柱管内には脊髄が存在し，呼吸中枢(C4)も存在するため，頚椎の骨折があれば脊髄損傷の評価も必要である．頚椎に骨折を認めた場合はただちに整形外科医にコンサルトするべきである．

▶診断

- 診断は頚椎単純X線側面像が有用である．ただし，歯突起骨折は開口位正面像も診断に必要である．単純X線で骨折が疑わしい所見があれば，迷わずCTを追加する．
- C1(環椎)およびC2(軸椎)は特徴的な形態をしており，その骨折形態を知っておく必要がある．図6-81のようにC1には後弓骨折，外側塊骨折，前弓骨折，破裂骨折があり，C2には歯突起骨折や関節突起間骨折(Hangman骨折，図6-82)がある．C1-2間では環軸椎亜脱臼が重要であり，単純X線で骨折がなくてもADI(☞p.128)が開大していることで診断できる．しかし，単純X線を見てそれがどの骨折であるかを正確に言える必要はなく，骨折の有無を判定し，必要に応じて整形外科医にコンサルトできればそれで十分救急外来での責は果たせている．

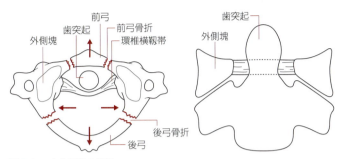

図 6-81　上位頸椎の解剖

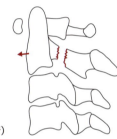

図 6-82　関節突起間骨折（Hangman 骨折）

- C3 以下では椎体骨折（圧迫骨折，破裂骨折，Chance 骨折）（図 6-83）や棘突起骨折，関節突起骨折などの骨折がみられる．骨折を合併していなくても，椎間関節において関節突起が脱臼したロッキングを呈することがある（図 6-84）．すなわち，正常では背側にある上位頸椎の下関節突起が下位頸椎の上関節突起を乗り越えて整復不可能となったものであり，椎体が前方にシフトして見えるために診断はつく．しかし，片側だけのロッキングでは椎体の変位が少なく，単純 X 線で見逃すことがある．
- 頸椎の骨折では，脊髄損傷のほか，椎骨動脈損傷にも留意しなければならない．頸椎骨折により椎骨動脈が閉塞・解離したりすることがある．椎骨脳底動脈領域の梗塞症状（頭痛，めまい，失調）を呈するため，脊髄損傷に矛盾する所見を認めればこれを疑う．造影 CT で椎骨動脈から脳底までの血管の評価を追加する．

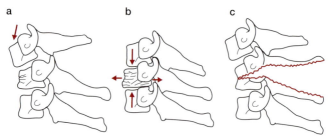

図 6-83 中下位頚椎骨折
a：圧迫骨折. **b**：破裂骨折. **c**：Chance 骨折.

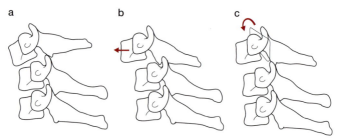

図 6-84 頚椎の脱臼・亜脱臼
脱臼するとロッキングを呈する. **a**：亜脱臼. **b**：両側椎間関節脱臼. **c**：片側椎間関節脱臼.

▶治療

- 頚椎に骨折を認めた場合は脊髄損傷も評価する. また, ただちに整形外科医にコンサルトを行う. 脊髄損傷もなく, 頚椎の骨折に転位もなければ, 頚椎固定カラーを装着のうえ, ベッド上仰臥位とする. 安静目的での入院が望ましい.
- 体位交換によって骨折部の転位のリスクがあるため, 整形外科医到着までは仰臥位安静を継続する（その間, CT, MRI など必要に応じて精査をしておく）.

❸ 胸椎骨折, 腰椎骨折

- 頚椎 C3 以下の骨折と同様に, 椎体骨折（圧迫骨折, 破裂骨折,

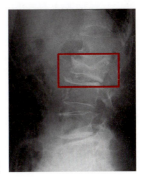

図 6-85 腰椎圧迫骨折

Chance 骨折)，棘突起骨折，横突起骨折，関節突起骨折や関節突起ロッキングなどがある．T1〜10 は胸郭による強固な安定性をもつため損傷の頻度は低いが，同部の骨折が脊柱管の狭窄を招くときは，胸椎では脊髄腔の余裕がないために脊髄損傷を引き起こしやすい．一方，T11 以下は損傷の頻度が高いが，腰椎レベルでは脊髄が馬尾へ移行しつつあり，脊髄腔に余裕があるために脊髄損傷は起こりにくい．

▶診断

- ◆ 単純 X 線で，骨折が疑われれば CT を撮影する．下肢の麻痺症状を認めた場合は MRI も併せて行いたい．椎体後方成分が脊柱管内に突出すると，脊髄を圧迫して運動障害や知覚障害などの神経症状が出現する．
- ◆ 椎体破裂骨折や横突起骨折を認めた場合，腹部骨盤内臓器の損傷を念頭におかなければならず，造影 CT も施行したほうがよい．

▶治療

- ◆ 高齢者の圧迫骨折は新旧入り交じっていることもあり（図 6-85），明らかな叩打痛を認めないものは陳旧性圧迫骨折であると判断し，帰宅させてよい．新規の圧迫骨折の場合は安静が必要となり，医療機関の状況により安静入院としたり，自宅での安静を指示したりすることとなる．
- ◆ それ以外の体動困難な胸椎・腰椎の骨折は入院加療が望ましく，整形外科医にコンサルトするべきである．

第7章 非外傷性疾患

本章では外傷を契機としない救急外来を受診する整形外科的疾患について述べる．一般医が知っておくべき整形外科疾患のほか，整形外科的愁訴で受診することのある他科の重篤な疾患についても述べる．

▶ POINT

1. 非外傷性の疾患のなかでは，細菌感染を契機とするものを見逃すと重症化し，病状が進行すると関節の破壊や腱の融解につながり，不可逆的な事態になりうる．感染性疾患が疑わしければ適切に採血や画像検査などを施行したい．
2. 整形外科的な腰痛や背部痛と思われたが，実は大動脈解離であった症例も少なくなく，念頭において診療に臨みたい．

一般医が知っておくべき非外傷性整形外科疾患

1 神経障害

◆ 突然「足がしびれる」「目が覚めたら手が動かない」といった愁訴で救急外来に来院することがある．脳梗塞などの脳の病変ももちろん考慮されるが，整形外科的疾患としては以下のものに遭遇することがある．

❶ 椎間板ヘルニア

◆ 頸椎，胸椎，腰椎のいずれの部位でも起こりうるが，ほとんどは腰椎である．腰椎椎間板ヘルニアでは，片側（稀に両側）の下肢の痛み，しびれ，知覚麻痺，運動麻痺が起こる．運動完全麻痺や膀胱直腸障害がみられるときは緊急手術の適応であり，MRIをただちに施行するべきである（図7-1）．

❷ 橈骨神経麻痺

◆ 飲酒後に上腕を体の下敷きにした状態で深く眠り，上腕部で橈骨神経を長時間圧迫していると発生する（☞図6-25, p.92）．手関節や手指の伸展障害や，前腕〜手の背側のしびれを訴える．飲酒していないときは手がしびれると無意識に寝返りをうつために，

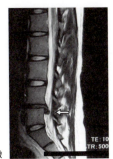

図 7-1　腰椎間板ヘルニアの MRI 像

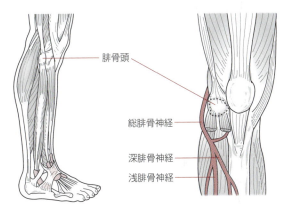

図 7-2　総腓骨神経の走行

橈骨神経麻痺に至ることは少ない．男性が女性に腕枕し続けることでも発生する（土曜の夜に多い）ので，saturday night palsy とも呼ばれる．時間は要するが自然軽快するので，経過観察が原則であり，救急外来では特に処置は必要としない（手関節を背屈位でシーネ固定することもある）．

❸ 腓骨神経麻痺

- ◆ 総腓骨神経は膝窩より腓骨頭の下外側を回って下腿外側を走行したり，浅腓骨神経と深腓骨神経に分岐する（図 7-2）．
- ◆ 下腿のシーネ固定による圧迫で腓骨神経麻痺（総腓骨神経麻痺）が

発症することがあるが，そのほか，大腿骨骨折の手術待機期間中に下肢が外旋した状態で長期間腓骨頭部が圧迫を受けて麻痺が生じたり，装具などのストラップによる圧迫で発症したりする．長時間の正座や胡座(あぐら)などでも起こりうる．

- ◆初発症状は，腓骨神経の固有知覚支配領域である第1-2趾間の知覚鈍麻である(☞図2-24，p.36)．
- ◆腓骨神経は下腿伸側の筋腱を支配しているので，運動神経まで麻痺を生じると足関節や足趾の背屈ができなくなり，下垂足となる．

2 関節痛（結晶誘発性関節炎）

- ◆突然発症する関節痛をみたら，結晶誘発性関節炎と化膿性関節炎を鑑別に挙げなくてはならない．このうち，化膿性関節炎(☞p.142)は緊急で関節切開を行わなくてはならない(＝緊急手術)．

❶ 痛風

- ◆尿酸の排出阻害や生成異常に伴い高尿酸血症となり，関節に尿酸結晶が析出して発症する．飲酒家に多い．
- ◆疼痛部位としては母趾基部が最も多いが，ほかの足趾であったり，足背であったり，どの関節にも起こりうる．
- ◆問診で飲酒歴を尋ねる．骨病変がないことを確認するために疼痛部位の単純X線の撮影を行い，採血で尿酸値(UA)，白血球数，CRPを確認するべきである．もともとUAが高い患者のUAが正常であっても痛風を否定することはできない．UAが急激に変動するときにも尿酸結晶が析出するためである．
- ◆関節穿刺が可能であれば関節液を採取し，検鏡により尿酸結晶が証明できれば確定診断できる．
- ◆治療としては疼痛発作にはコルヒチンを使用することもあり，痛風の根本治療としては尿酸の生成阻害薬や排泄促進薬を用いるが，救急外来ではNSAIDsを処方するだけで十分である．後日，内科もしくは整形外科を受診させる．

❷ 偽痛風

- ◆痛風に症状が似るために「偽」痛風と呼ばれる．痛風よりも偽痛風のほうが遭遇する頻度は高い．膝関節や手関節に著明な発赤，腫脹，疼痛を認めるが，ほかの関節でもみられる．ピロリン酸カル

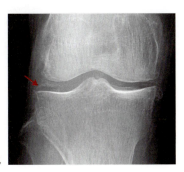

図7-3　偽痛風

シウム結晶による炎症であり，関節滑膜だけでなく，靱帯や腱にも析出する．
- 高齢者，頭部外傷後の患者，認知症患者，脳外科入院中の患者に多い．
- 採血ではCRP高値だが，白血球数は軽度上昇程度である．
- 単純X線では，関節内に結晶を認めることがある(図7-3)．
- 関節穿刺では，黄濁した関節液が引けるので膿と混同して化膿性関節炎と診断されることがある．検鏡でピロリン酸カルシウム結晶が証明できれば本症と診断できる．
- 治療としてはステロイドの内服や関節内注射が効果的であるが，化膿性関節炎を否定する自信がなければNSAIDsの処方にとどめたほうが無難である．NSAIDsの使用だけでも症状は徐々に軽快していく．

❸ 石灰沈着性腱板炎(図7-4)

- 他部位でも起こりうるが，圧倒的に肩関節で多くみられる．就寝中の肩関節痛を訴えることが多い．
- 諸説があったが，腱板内への炭酸アパタイト(carbonateapatite)の沈着が原因であるとされている．単純X線では肩関節2方向(正面・Y)だけでなく，軸射で判明する石灰化病変を認めることもあり(図7-4)，可能であれば最初から3方向(正面・Y・軸射)を撮影したい．採血では，急性期は炎症反応を認めることが多い．
- 治療としてはステロイド注射が効果的であるが，救急外来では

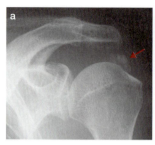 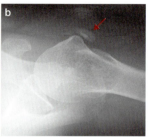

図7-4 石灰沈着性腱板炎

NSAIDsの処方で対応する．H_2ブロッカー〔ファモチジン（ガスター®）やシメチジン（タガメット®）〕により石灰化病変が消失するという報告も散見されるため，NSAIDsの佐薬には，胃粘膜保護薬ではなくH_2ブロッカーを処方したい．

3 関節の感染症
❶ 化膿性関節炎
- 本来無菌である関節に細菌感染が生じると起こる．感染が持続すると関節軟骨や骨が貪食され破壊されるため，診断がついた時点で緊急で切開排膿，ドレナージ，デブリードマンを行わなければならない．
- 特に小児の化膿性関節炎は患者の機能予後を左右するので，遅滞なく診断しなければならない．
- 高体温，局所の疼痛，腫脹，発赤があれば本症を考慮し，採血で炎症反応をチェックする．白血球数，CRPとも高値であるが，指などの小関節では炎症反応が上昇していないこともある．小さな挫創などを契機とした関節炎では，創から排膿を認めれば診断は確定する．血行性など外傷を契機としない関節炎では，関節穿刺を行って内容物を確認するべきである．関節液を培養に出すことはもちろんであるが，単純X線で関節の破壊がみられれば化膿性関節炎と考えて対応する．
- CTやMRIが診断の補助に有用である．

4 軟部組織感染症

- ◆四肢の熱感をみたら，関節の場合と同様に感染症を念頭におかなければならない．挫創など外傷を契機としない場合は主に血行性の感染であり，血流の停滞が起こりやすい下肢によくみられる．
- ◆救急外来で診療を担当する医師が知っておくべきことは，緊急性がある感染症か，緊急性のない感染症かを判断することである．
- ◆緊急性のない感染症は，広域セフェム系の抗菌薬を経静脈投与した上で，翌日整形外科（診療機関によっては皮膚科や外科のこともある）を受診させる．
- ◆感染症ではあるが，重症と思われれば単純X線の撮影も考慮する．骨髄炎では正常とは明らかに異なる単純X線の所見がみられる．また嫌気性菌の感染でもガス像を認めることがあり（ガス壊疽），緊急手術の適応となる．抗菌薬の投与は最低限行わなければならないが，整形外科にコンサルトすべきか否かは判断できるようにしたい．

❶ 蜂窩織炎（正式には蜂巣炎*）

- ◆皮下組織の感染症である．高齢者の下肢に多い．爪白癬や足白癬などを契機として，混合感染から蜂窩織炎に発展することが多い．炎症が限局している場合，採血では炎症反応が高値となっていないこともあるので，白血球数やCRPが正常だからといって蜂窩織炎を否定してはならない．あくまでも臨床所見を優先して判断する．抗菌薬の経静脈投与が望ましい．

❷ ガス壊疽

- ◆緊急手術の適応である．蜂窩織炎と思われるものの，高度な腫脹，熱感，発赤などの所見がみられれば，患部の単純X線2方向撮影を行う．画像上，筋や皮下に相当する部分にガス像が認められればガス壊疽である（図7-5）．
- ◆主に泥によって汚染された創より発生する．*Clostridium*属の嫌気性菌が主な起因菌で，早期の創の切開排膿，抗菌薬投与，可能であれば高圧酸素療法の適応となる．治療の開始が遅れると死に至ることもあるため，ただちに整形外科医にコンサルトする．

---

*臨床では蜂窩織炎という呼び名が一般的だが，保険請求の際の病名（保険病名）では蜂巣炎という．

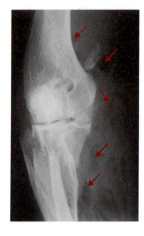

図 7-5 ガス壊疽菌による軟部組織のガス像

- ◆ 急速に全身状態が悪化し死に至るため,判断に迷う場合は同様にデブリードマンの適応となる.

❸ 壊死性筋膜炎

> ▶ POINT
>
> 皮膚から筋肉に至るまでの軟部組織の壊死性感染症全般を壊死性軟部組織感染症(NSTI:Necrotizing soft-tissue infection)といい,壊死性筋膜炎はそのうちの1つの感染形態である.病勢は短時間で進行し,**手術のタイミングを逸すると死亡に至るため**,早期に診断と治療を開始する必要がある.正しい知識を身につけたい.

▶ 壊死性筋膜炎とは

- ◆ 壊死性筋膜炎(necrotizing fasciitis)は,皮下組織と筋膜に急速かつ広範囲な壊死を起こす感染症で,死亡率も30~70%と高く,予後が悪い疾患である.成人発症が一般的だが,稀に小児でも発症する.
- ◆ 外傷による創部からの感染が要因となることもあるが,高齢者が誘因なく内因性に発症することは珍しくない.基礎疾患としては,糖尿病(24%),肝障害(13%),悪性腫瘍(8%)などが多い.

- ◆ 起因菌としては，溶血性レンサ球菌，黄色ブドウ球菌，*Klebsiella* などの報告が多い．

▶症状
- ◆ 症状の進行は極めて早い．
- ◆ 典型的な初発症状は，軟部組織浮腫，紅斑，激しい疼痛や圧痛，熱感であり，触診での握雪感も参考となる．時間単位で皮膚所見が拡大し，皮膚は暗紫色となり水疱が形成される*．急速に筋を含めた軟部組織の壊死が進行し，臓器障害が出現したり，敗血性ショックになったりすると，この段階では適切な治療を施行しても救命できないことが多い．

▶検査
① 血液検査
- ◆ 採血ではCRPの高度上昇，白血球数の増加または消費による減少，凝固異常など播種性血管内凝固(DIC)症候群を反映した結果を呈する．なお，局所が原因の軟部組織感染であるため，血液培養が陰性のことも多い．
- ◆ LRINECスコア(Laboratory Risk Indicator for Necrotizing Fasciitis Score)が診断の一助となり，6点以上で壊死性筋膜炎を疑い，8点以上では陽性的中率75%である．

> 〈LRINECスコア〉 6点以上で壊死性筋膜炎を疑う．
> 血清CRP：≧15 mg/dL(4点)
> 白血球数：15,000〜25,000/μL(1点)
> 　　　　　＞25,000/μL(2点)
> ヘモグロビン：11.0〜13.5 g/dL(1点)
> 　　　　　　　≦11 g/dL(2点)
> 血清ナトリウム：＜135 mEq/L(2点)
> 血清クレアチニン：＞1.6 mg/dL(2点)
> 血清ブドウ糖値：＞180 mg/dL(1点)

② 画像検査
- ◆ 単純X線でガス像の有無をチェックし，さらにCTやMRIで膿瘍形成，軟部組織の腫脹や性状を確認する．

*蜂巣炎(蜂窩織炎)では皮膚の暗紫色や水疱形成はみられない．

- ◆造影CTにおいて，ほかの筋骨格系感染症に対して**壊死性筋膜炎では筋膜が造影されないことが特異的**である．
- ◆MRIでは，T2強調像で境界不明瞭な高輝度として筋組織の腫脹が認められるが特異的でない．
- ◆ショック状態であれば画像検査をしている余裕はなく，臨床所見から手術に踏み切るべきであり，専門医にコンサルトしたい．

③ 試験切開
- ◆本症の診断を確定する唯一の方向は試験切開であり，以下の所見をみる．
  - 肉眼的に灰色で壊死した筋膜
  - 切開しても出血が少ない
  - 白色の濁った液体(dish water)の貯留(**いわゆる黄色の膿はみられない！**)
  - 収縮しない筋組織
  - finger test 陽性(徒指的に容易に軟部組織が剥離される)

▶治療
- ◆確定診断に躊躇するようなら局所麻酔下に試験切開を行い，根治的治療として感染範囲を確認しながら，組織のデブリードマンや四肢切断を行う．外科的な治療が最も肝要であるが，本症の治療経験のある外科系医師でなければ通常は手術を躊躇する．本症は時間勝負であるにもかかわらず，コンサルトした医師が診断のためにさらなる画像検査を追加しようとしたら，対応可能な医師や施設への転送を考慮する．
- ◆抗菌薬は広域かつ複数の抗菌薬を組み合わせて開始し(例：MEPM or TAZ/PIPC ＋CLDM ＋VCM)*，各種培養(切除組織，創部，dish water，血液など)の結果にあわせて de-escalation する．

---

*MEPM：メロペネム，TAZ/PIPC：タゾバクタム/ピペラシリン，CLDM：クリンダマイシン，VCM：バンコマイシン

❹ 化膿性腱鞘炎

◆ 指の感染症が進行すると，腱に沿って感染が波及し腱鞘や腱の融解が始まる．感染は上行しやすく，緊急手術の適応となる．外傷を契機とした指の蜂窩織炎をみて，手指の屈曲伸展で強い疼痛を訴える場合は化膿性腱鞘炎を考え切開を要する．創部からの排膿がみられれば診断は容易である．

◆ 局所麻酔で切開は行えるが，掌側は指の脈管や神経が腱に並走しているため，むやみやたらに切開するのではなく，整形外科専門医にコンサルトしたい．背側の化膿性腱鞘炎であれば，コンサルトしなくても縦に切開を加えればよい．よく洗浄し，開放創とするか，ラフに閉創する．

整形外科的愁訴の他科疾患

1 肩甲背部痛（胸背部痛）

◆ 両側の肩甲骨間の痛みを訴える場合，整形外科医としては胸椎2方向撮影を行うことになる．しかしながら，ほとんどの場合，胸椎2方向撮影では年齢相応の変化以外は所見がない．胸椎2方向撮影は脊椎を照準とした撮影方法であるので肺野の評価には適さない．

> 念頭におくべき他科疾患：
> - 自然気胸：胸部単純X線正面像を1枚追加するだけで見逃しはなくなる
> - 心筋梗塞：心電図．心電図異常があれば心筋マーカー採血も行う
> - 大動脈解離：胸部単純X線正面像で縦隔を評価する．採血でD-ダイマーの上昇がある．疑わしければ造影CTを行う

2 腰痛

◆ 整形外科外来では腰痛を主訴とした受診が最も多い．救急外来では，急激に発症した腰痛患者が時間外に多く来院する．腰痛の95％近くは「腰部筋筋膜炎」であり，筋原性の疼痛である．ほとんどの場合，腰椎2方向撮影を行っても年齢相応の変化以外は所見がない．

◆ 以下の疾患は念頭におくべきである.

> 念頭におくべき他科疾患：
> - 尿路結石：CVA tenderness の確認. 尿検査による尿潜血の確認. KUB 撮影＊
> - 大動脈解離：四肢の血圧を測定して左右差があるか確認する. 胸部単純 X 線正面像. D-ダイマーの採血. 疑わしければ造影 CT を行う
>
> ＊KUB では，結石が必ずしも認められるとは限らない.

◆ 筋原性の疼痛と判断されれば，NSAIDs や外用薬，坐剤での対応となる. 1% リドカインなどの局所麻酔薬を最も痛い部位に筋注する(トリガーポイント注射という)方法もあり，効果は短時間ではあるが有効である. ただし，これがクセになって救急外来受診のリピーターを作る可能性があるため，適応は慎重に判断するべきである.

第8章 小児関連

本章では,小児の骨折のほか,肘内障など非骨折疾患についても述べる.

> ▶ POINT
>
> 小児の四肢外傷の画像診断の鉄則は「健側も含めた両側の単純X線を撮影すること」に尽きる.転位の大きな骨折の診断は容易であっても,これを怠ると,成長軟骨板*を骨折と見誤ったり,骨折を見逃したりする要因となる.

総論

1 小児骨折の特徴

- ◆ 小児骨折の特徴は,骨折の頻度は成人よりも高いものの骨癒合が早い(成人の1/2程度の時間で骨癒合する)こと,将来的な成長異常をきたす原因となりうることなどが挙げられる.

2 診断

- ◆ 小児の骨は成人の骨と異なり,骨の両端(骨幹端)に成長軟骨板が存在し,ここが長軸の成長を司っている.この部位は力学的に脆弱である.この成長軟骨板の骨折形態の分類にはSalter-Harris分類(図8-1)が用いられるが,そのほとんどがⅡ型である.1つひとつの分類を覚える必要はないが,Ⅱ型は成長軟骨板遠位の骨片に近位の骨幹端の小骨片が三角形について骨折するものであり,このⅡ型の単純X線を見る機会は多いと思われるので覚えておきたい(図8-2).
- ◆ 小児の骨は水分含有量が多く軟らかいため,可塑性に富み,特徴的な骨折形態をみることが多い.成人ではほとんどの骨折が完全骨折となるが,小児では若木骨折や竹節骨折のような不全

---

*成長線,骨端線などともいうが,正式には成長軟骨板あるいは骨端軟骨板という.

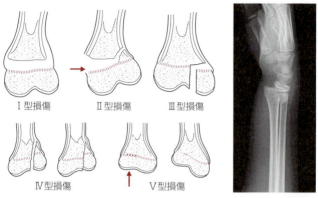

図 8-1 Salter-Harris 分類

図 8-2 小児骨端線損傷 橈骨遠位端（Ⅱ型）

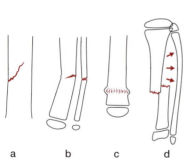

図 8-3 不全骨折の種類
a：亀裂骨折．b：若木骨折．c：竹節骨折．
d：脛骨骨折に伴う急性塑性変形．

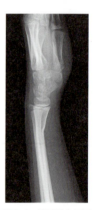

図 8-4 橈骨若木骨折

骨折*となりやすい（図 8-3，4）．

◆急性塑性変形とは，明らかな骨折線を認めないにもかかわらず骨が弯曲変形したものをいう．橈骨あるいは脛骨が骨折した場合に，並走する尺骨あるいは腓骨が変形することが多い（図 8-3）．

稀に成人にもみられる．尺骨や腓骨は直線的でなく，もともと弯曲しているため，健側との比較が肝要である．
- このように成長軟骨板損傷や不全骨折は，患側だけの単純 X 線では判断できないことが多いため，整形外科専門医であっても健側の単純 X 線を必要とする．

3 患児の帰宅に際して

- 成人の場合もそうであるが，特に小児の場合はその保護者に対する病状説明には留意しなくてはならない．患児が四肢の強い疼痛を訴える場合，確実に骨折がないという自信がないときは「骨折はありません」と断言するのではなく「明らかな骨折はみられませんが，細かい骨折は否定できない」と説明したうえで，"assume the worst"でシーネ固定を施しておいたほうがよい．患部の安静になるだけでなく（＝治療上有益），不要なトラブルを回避することもできる．

各論

- 一般的な骨折に関しては成人の項目を参照されたい．ここでは，小児に特徴的な骨折や脱臼などの外傷に関して述べる．

1 肘内障
❶ 病態
- 肘関節（正確には腕橈関節）における橈骨頭の亜脱臼である．つまり橈骨頭を取り巻く輪状靱帯から橈骨頭が引っ張られて抜けそうになった状態である（図 8-5）．

❷ 受傷機転
- 子どもの手を親が強く引っ張って発症することがほとんどであるが，それ以外にも ① 転倒で上肢が体の下敷きになり前腕の回内を強制される，② 寝ている間に上肢が体の下敷きになり，起床時に上肢を動かせない，といったこともあることを認識しておく．

---

*不全骨折もしくは不完全骨折という．

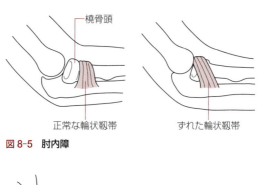

図 8-5　肘内障

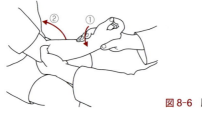

図 8-6　肘内障整復法

❸ 症状
- 肘の痛みを訴え上肢を動かせない，とばかり思っていると誤診の原因となる．まだ言葉をしっかり話せない幼児では，手関節や肩を痛がり，肘でない部位の症状を訴えることも多い．訴えのままにほかの関節ばかり診察していては肘内障の診断はできない．受傷機転から肘内障が疑われるときは，仮に手関節や肩を痛がっていても肘内障も念頭において診療を行う．

❹ 治療
- 受傷機転が肘伸展での前腕回内（＋牽引）であるので，その逆を行えばよい．すなわち，① 前腕を回外させつつ，② 肘を屈曲する．このとき，術者は一方の手の母指で橈骨頭を触れておくと整復時のクリックを感じることができる（**図 8-6**）．整復感が得られない場合は，前腕を過回外しながら肘を深屈曲する．整復感がなくても通常はこれで整復される．
- 整復後，ただちに肘の運動障害が改善されることもあるが，亜脱臼の痛みによりしばらく上肢を動かそうとしないこともあり，整

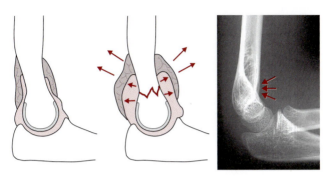

図 8-7 fat pad sign

復後 5 分程度待ってから再診する．または，近辺で遊ばせておくと，患肢を使って遊んでいることを確認できる場合もある．
- 保護者には，受傷したときのような手の牽引をしないよう指導し帰宅させる．特に外固定などは不要である．頻回に肘内障を受傷する患児であっても成長とともに亜脱臼しなくなるので，これといった根治的な治療は存在しない．

2 上腕骨顆上骨折

- 「単純 X 線で骨折がはっきりしない，あるいは骨折がないと思ったものの，実は骨折があった」という事例が圧倒的に多いのは，転位のない小児の上腕骨顆上骨折である．これは整形外科専門医でも判断に迷うことが多い．
- 転倒して手をついて肘関節を痛がる場合，明らかな変形や，単純 X 線で明らかな転位のある骨折があれば診断は容易である．しかし，小児の骨の特性（☞p.149）から，転位がほとんど起こらず，骨折線もはっきりしない骨折がみられる．この際，骨膜が破綻し出血が起こり，肘関節内に血腫がたまると周囲の脂肪織を押しやる像を単純 X 線で認める（図 8-7）．これを fat pad sign という．
- しかし，fat pad sign があるかどうかを血眼になって探さなくてもよい．いずれにせよ外傷後に肘を痛がるようであれば，肘関節をシーネ固定して帰宅させればよいためである．明らかな骨折がなければ，詳細な骨折の有無は整形外科外来で判断すればよい．

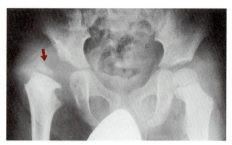

図 8-8 化膿性股関節炎
右の関節裂隙が開大し骨頭が隔解.

3 単純性股関節炎
❶ 病態
- 小児が急に「歩けなくなった」と受診をした場合,まず単純性股関節炎を念頭におく.
- 本症の本態はウイルス性股関節炎であり,通常3〜4日程度の自宅安静で治癒する.
- 病歴としてはまず外傷が原因でないことを確認する.また1週間程度前に風邪をひいていなかったか,あるいは風邪をひいている子どもと接触しなかったかどうかの問診が重要である.

❷ 診断
- 股関節を内外旋すると股関節痛の増強を訴えることが多い.
- 画像では,これといった異常所見を認めないことのほうが多いが,関節炎が重篤だと関節液が貯留して股関節裂隙が健側よりも開大するため,必ず単純X線で「両股関節正面」を撮影する.
- 体温は平熱で,血液検査上,炎症反応は認めないこともある.

❸ 治療
- アセトアミノフェンもしくはNSAIDsを処方し,自宅での安静を指示する.基本的に翌日以降に整形外科を受診すればよいが,熱発をしてきた場合は下記疾患を念頭におき,ただちに再診するよう言及しておくことが肝要である.
- 鑑別すべきは化膿性股関節炎(図8-8)であり,これは高体温,炎症反応高値となる.本来無菌であるはずの関節内への細菌感染で

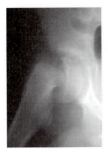
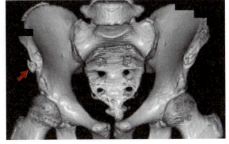

図 8-9 大腿骨頭すべり症　　図 8-10 上前腸骨棘剥離骨折（3D-CT 像）

あり，放置すると関節破壊が起こり不可逆的な歩行能障害を引き起こすため，早急に切開排膿を要する．化膿性股関節炎が疑われるときはただちに整形外科医にコンサルトするべきである．

4 大腿骨頭すべり症，上前腸骨棘剥離骨折

❶ 病態
◆ いずれも股関節痛をきたす成長軟骨板損傷である．稀ではあるが見逃してはならない．

❷ 受傷機転
◆ 陸上競技やサッカーなどのスポーツ中だけではなく，ただ走っているだけの場合でも発生する．受傷の結果として転倒することはあるが，体重や自家筋力に成長軟骨板が負けて離開するものである．

❸ 診断
◆ 大腿骨頭すべり症（図 8-9）は両股関節正面像とラウエン像で，上前腸骨棘剥離骨折（図 8-10）は骨盤正面像（で診断がつきにくいこともあり骨盤斜位像も追加）で診断する．自信がないときは CT を撮影し，再構築像で診断するのがよい．

❹ 治療
◆ 大腿骨頭すべり症は手術適応であり，入院のうえ，整形外科医へコンサルトすることが望ましい．

◆上前腸骨棘剝離骨折の治療の基本は保存治療であるが，骨片が大腿外側皮神経を圧迫し，大腿外側の知覚麻痺を呈することがあり，手術治療も考慮される．いずれにせよ安静目的に入院させることが望ましいが，松葉杖で免荷として帰宅させてもよい．

第9章 高齢者関連

総論

1 脆弱性骨折とは
- 高齢者では，骨粗鬆症や併存する疾患による続発性骨粗鬆症，薬剤，活動性の低下，低栄養など，さまざまな要因により骨の脆弱性が増加するため，軽微な外傷により骨折をしやすくなる．
- 主な脆弱性骨折は大腿骨近位部骨折，骨盤骨折，脊椎骨折などであるが，全身のどの骨にも起こりうる．
- 特に大腿骨近位部骨折の患者数は 2009 年に 13 万人であったのが，2016 年には 20 万人と顕著に増加しており，閉経後の女性の 5 人に 1 人が大腿骨近位部骨折を受傷するといわれている．

2 診断
- 脆弱性骨折は単純 X 線で診断が困難なことが多い．CT や MRI，骨シンチグラフィなどの追加検査が必要となることは稀でない（図 9-1）．

3 治療戦略
- 高齢者の骨折治療は，骨折そのものではなく，患者の長期臥床に伴う廃用を防止することが肝要である．
- 手術が 1 日遅れるごとに筋力は 4.2％ずつ低下するといわれ，またリハビリテーション開始が 1 日遅れるごとに歩行能の再獲得に 2.8 日余分にかかるとされている．厚生労働省の調査では 1 週間の臥床で 20％，2 週間で 36％の筋力低下が起こるとされる．高齢者は併存する内科疾患が多いのは当然であるが，それでも手術適応の骨折は「機能的緊急」として早期に対応する必要がある．

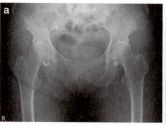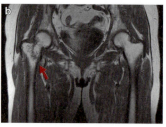

図 9-1 右大腿骨近位部骨折の症例
a：単純X線．転倒後の右股関節痛で来院したが，単純X線では骨折が明らかでない．
b：MRI-T1強調像．頚部から小転子にかけての骨折線を認める．

各論

1 非定型大腿骨骨折

- 非定型大腿骨骨折（AFF：atypical femoral fracture）は，骨粗鬆症に典型的な大腿骨近位部骨折とは異なり，転倒などの軽微な外力で大腿骨転子下〜骨幹部に発生する．下記の5つを満たすものが非定型大腿骨骨折とされる．

> ① 大腿骨小転子遠位部から顆上部の直上までの骨折
> ② 外傷なし，あるいは軽微な外傷に関連する
> ③ 横骨折または短い斜骨折
> ④ 粉砕のない骨折
> ⑤ 両側皮質を貫通する完全骨折で内側のスパイク，不完全骨折では外側のみのスパイク

- 近年，非定型大腿骨骨折は骨粗鬆症治療薬であるビスホスホネート製剤の5年以上の長期連用に伴う合併症として知られるようになった．前駆症状として，両側の鼠径部・大腿部の鈍痛や疼痛，術後の骨折の癒合遅延といった特徴がある．

症例：64歳女性，近位で5年以上ビスホスホネート製剤を処方されている．もともと両大腿部の鈍痛を自覚していた．歩行中に突然右大腿が「ポキッと折れた感じがして」転倒した．右大腿骨転子下に粉砕のない短斜骨折を認め（図9-2a），また左大腿骨にも外側スパイクを認める（図9-2b）．歩行中に先に骨折を起こし，その結果として転倒したものと推察された．本例では右だけでなく，左も予防的に手術治療を行った．

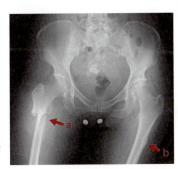

図9-2 **非定型大腿骨骨折の典型的な単純X線**
a：粉砕のない短斜骨折であり，非定型大腿骨骨折の典型例．
b：健側にも外側のスパイクを認める．

2 脆弱性骨盤骨折

- 高齢者に股関節痛や殿部痛，腰背部痛があり，単純X線やCT，MRIで大腿骨近位部骨折や脊椎圧迫骨折を認めない場合，本骨折を念頭におく．長期間改善しない腰痛が，実は脆弱性骨盤骨折であった事例は珍しくない．
- 脆弱性骨盤骨折では仙骨単独骨折よりも恥坐骨骨折を合併することが多く，単純X線で恥骨や坐骨に骨折を認めた場合，仙骨骨折も検索する必要がある．
- 脆弱性骨盤骨折は単純X線だけでは診断できないことが多々あり，CTでの検索が望ましいが，転位のない脆弱性骨盤骨折はCTで診断できず，MRIや骨シンチグラフィで初めて診断できることもある（図9-3）．

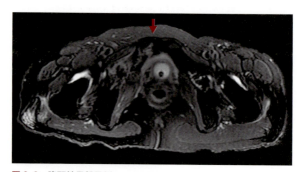

図 9-3　脆弱性骨盤骨折
MRI-T2 脂肪抑制像にて右恥骨に骨折を認める.

◆治療は骨盤骨折に準じるが,脆弱性骨盤骨折が念頭にないと診断が遅れ,結果として転位したり,偽関節となったりすることもあり,手術治療を要することもある.

第10章 診断書の書き方

> ▶ POINT
>
> **1** 救急外来では交通事故,労働災害など,さまざまな事情で患者が受診する.そのため,診療を担当した医師は後日診断書の発行を求められることがある.診断書は公的文書であり,正しく記載する必要がある.
>
> **2** 診断書に医学用語ではなく「俗称」を記載する医師が多い.診断書に記載する用語も正しく理解しておきたい.

病院書式診断書の書き方

- 救急外来では交通事故や第三者行為による負傷患者を診察する機会は少なくない.その際,警察の介入があり,患者から診断書の発行を求められる場合がある.警察などへ提出する診断書(病院書式診断書)の記載について説明する(図10-1).
- 病名について:「頚椎捻挫」「腰部打撲」などはあくまでも俗語であり,正しい病名ではない.診断書では用語を正しく記載する必要がある(☞p.1).

> 挫傷 :外力によって内部の軟部組織が損傷を受けたもの.いわゆる打撲のこと.皮膚は裂けない.
> 挫創 :鈍的な外力によって皮膚が裂けたもの.
> 切創 :鋭利な刃物などで皮膚が線状に切れたもの.
> 擦過傷:擦りきず.受傷部位は表皮および真皮にとどまるもの.
> 擦過創:擦過傷が深く,皮下組織にまで及ぶもの.

- 追突事故などで受傷する,いわゆるむち打ち症は「頚椎捻挫」と記載されることが多いが,頚椎が捻挫するわけではなく,頚部の筋の損傷による症状であるから,正しくは「頚部挫傷」と記載するべきである.左膝の打撲も,同様に「左膝打撲」ではなく,「左膝挫傷」と記載するべきである.
- 救急外来受診後に転医(ほかの医療機関に紹介した場合など)した

診断書

氏名：山田　花子　　　年齢：○歳
生年月日：昭和○年○月○日生まれ

病名：<u>頚部挫傷，左膝挫傷</u>

（**✕**頚椎捻挫，左膝打撲）

<u>記：平成○年○月○日，当院初診．上記病名にて，約○日間の加療を要する見込みである．以下余白．</u>

（**✕**平成○年○月○日，オートバイ乗車中タクシーに追突され受傷，同日，当院救急外来を受診した．上記病名にて，○日間の加療を要する．以下余白．）

平成○年○月○日
○○病院○○科
医師：田中　太郎　　印

図10-1　病院書式診断書の記載例
✕：病名は正式な医学用語を記載する．また受傷日や受傷機転など，医師として公的に証明できない事項は記載しない．詳細は「POINT」参照．

場合，救急外来受診分に関しての証明を求められることがある．具体的には保険金請求のための保険会社所定の診断書，労災関連の診断書などの記載などであるが，これも同様に，医師が診療して証明できる以上の情報は記載しないことに留意する．

▶ POINT

1 受傷日を証明しない

病院では，事故（事件）のあった日時を記載しない．診察した医師は，事故があった日付を証明する立場になく，それは警察の業務である．日付をまたいだ診察の際（例：23:45 受傷で，0:20 初診の場合）などは，受傷日と初診日が異なることがあり，後日受傷日の確認のために警察

から問い合わせがくることは珍しくない．また，稀に患者が虚偽の日時を伝えることもある．病院はあくまでも初診日（受付時間をもとに）を記載するにとどめる．受傷日の記載を患者に求められても応じないことが肝要である．受傷日を記載したために，係争事案に対して裁判に出廷を求められることもある．受傷機転などは伝聞による情報であり，記載するべきではない．

2 療養期間を断言しない

療養期間は「約○日（週）の見込み」と，必ず「約」「見込み」の文言を入れる．これら文言を入れずに療養日数を断定すると，その期日を経過しても症状が改善しないときに，問い合わせや診断書の再発行を求められることもある．

3 西暦でなく元号で表記する

医師の立場としては従う必要はないが，生年月日，初診日などは西暦でなく元号で表記する．警察の仕事は西暦に基づかないため，元号での表記を求められることがある．また署名のあとはサインではなく，同様に押印を求められる．

◆以降は代表的な診断書の書き方を解説する．

保険会社の診断書（通院証明）の書き方

◆保険会社各社のさまざまな書類の様式が存在するが，おおむね同じ内容を記載するため，代表的な診断書を提示し，記載方法について述べる（図10-2）．

① **傷病名**：病院書式診断書と同様，正しい病名を記載する．
② **治療開始日**：初診日を記載する．
③ **治ゆまたは治ゆ見込み日**：すでに治療が終了している場合は治癒を認めた日にちを記載し「治ゆ」に○を付ける．治療継続中，もしくは転医してしまってその後の通院がない場合は病院書式診断書と同様の治療期間を記載し，「治ゆ見込」に○を付ける．治癒見込みの判断がつかない場合は「不明」と記載する．
④ **受傷日**：病院書式診断書と同様に，病院に受傷日を証明する義務はないが，カルテ記載をもとに受傷日を記載する．受傷日と受診日が大きく離れている場合などは，「○月○日受傷とのこと」のように「とのこと」を追記しておくとよい．

図 10-2　保険会社の診断書

カルテ No.	診　断　書		
傷病者	住所 〒 氏名　　　　　　　　男 女　　昭和　　年　月　日		

① 傷病名	② 治療開始日	治ゆまたは治ゆ見込日（注1） ③
頸椎捻挫	平成29年11月29日	不明　　治ゆ／治ゆ見込
		治ゆ／治ゆ見込
		治ゆ／治ゆ見込
		治ゆ／治ゆ見込

症状の経過・治療の内容および今後の見通し ⑤　（④ 受傷日　平成29年11月15日）
（手術のある場合は実施日をご記入下さい）

平成29年11月15日交通事故にて受傷し，平成29年11月29日に当院を初診となった．
上記の傷病名により，当院で保存的に治療を施行した．

主たる検査所見 ⑥

単純X線上，明らかな骨傷は認めず．

⑦	初診時の意識障害	☑なし・□あり（程度　　　継続期間　　日　　時間）
⑧	既往症および既存障害	☑なし・□あり（注2）（　　　　　　　　　　　　）
⑨	後遺症の有無について	□なし・□あり・☑未定

⑩ 入院治療	日間　自　　　・至	（診断日）⑭ 平成30年3月31日
⑪ 通院治療	31日間（内実日数 11 日） 自 平成30年3月1日・至 平成30年3月31日	□治ゆ ☑継続 □転医 □中止 □死亡
⑫ ギプス固定期間	固定　　　　　　除去　　固定具の種類 自　　　　・至　　　　（　　　　　）	
⑬ 付添看護を要した期間	日間　自　　　・至	理由

上記の通り診断いたします

（作成日）⑮　　所在地
　　　　　　　　名　称
　平成　年　月　日　医師氏名　　　　　　　　　　㊞

傷病者	住所 〒						
	氏名		男 女	昭和	年	月	日

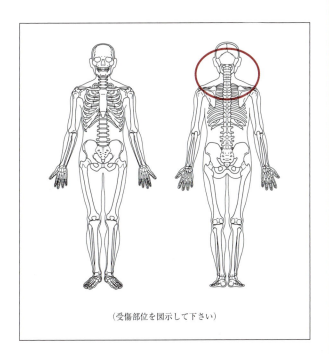

（受傷部位を図示して下さい）

後遺障害のあるものについては，確定した時点において，別に定める後遺障害診断書（損害保険会社ならびに自賠責損害調査事務所に備付けてあります．）をご作成願います．
この診断書は自動車損害賠償責任保険の処理上必要といたしますので，なるべくこの用紙をご使用下さい．なお，この用紙と同内容のものであれば貴院の用紙を使用してもさしつかえありません．

⑤ **症状の経過・治療の内容および今後の見通し**：詳細に記載する必要はない．以下の例を参考に，簡潔に記載する．
　例1) 病名が「左足関節外果骨折」の場合：
　　　○月○日転倒し受傷．同日初診．外固定の施行後，○○病院へ転医となった．
　例2) 病名が「頚部挫傷(いわゆる頚椎捻挫)」の場合
　　　○月○日交通事故により受傷．○月△日初診．投薬による保存加療となった．
⑥ **主たる検査所見**：簡潔に記載する．
　例1) 病名が「左足関節外果骨折」の場合：
　　　単純X線上，上記骨折を認めた．
　例2) 病名が「頚部挫傷」の場合：
　　　単純X線上，明らかな骨傷(☞POINT，次頁)を認めなかった．
⑦ **初診時の意識障害**：「あり」の場合でも程度が不明なときは，「あり」にチェックしたうえで，「程度」には不明と記載する．
⑧ **既往症および既存障害**：診断書を請求した疾患に対して治療上考慮しなければならない既往症や既存障害を記載する．
⑨ **後遺症の有無について**：初療だけを担当する場合は基本的に「未定」でよい．明らかに関係なさそうであれば「なし」としてもよい．「あり」は長期外来フォローをする担当医が記載するのが望ましい．
⑩ **入院治療**：入院した日数．3泊4日なら，4日間となる．
⑪ **通院治療**：証明する日にちの最初から最後までの期間が通院日数で，通院した実際の日数が内実日数となる．どの期間の証明をするのかあらかじめ確認してから記載する．
　例) 3月分(3月1日～3月31日)に関する証明を求められたとき，受診日が3月1, 4, 7, 14日，4月2, 5日の場合，4月分は含まないので「通院日数31日間(内実日数4日間)，自3月1日，至3月31日」となるが，受診日が3月1, 4, 7, 14日だけの場合は，3月15日以降は通院期間とならないため，「通院日数14日間(内実日数4日間)，自3月1日，至3月14日」となる．患者や事務方があらかじめ記載してくることがあるが，その記載に惑わされないように正しく記載する．
⑫ **ギプス固定期間**：診療を担当した期間のみにおける固定期間を記載する．救急外来で外固定をし，次の診察は他科，もしくは他院となった場合，固定期間は1日間のみである．固定具の種類に関しては，通常「シーネ」である．詳細は第2章「外固定の仕

方(シーネの当て方)」を参照(☞p.16).基本的には板状の固定具を用いた固定は「シーネ」であり,指にアルミニウム製の副子を当てた場合も「シーネ」である.救急外来で全周性にギプスを巻くことはきわめて稀である.
⑬ **付添看護を要した期間**:基本的に付き添いは不要であるため,空欄でよい.
⑭ **診断日**:書類を記載した日にちではなく,最終診察日を記載する.転帰は以下の通りである.
 治ゆ:その疾患に関してもう治療する必要がないと認めるとき.当院も他院も受診する予定がないとき.治癒と認めたのに患者が同じ疾患で他院を受診した場合に保険会社から保険金がもらえないなどのトラブルが発生する可能性がある.初療のみを担当した初療医などはまず「治ゆ」にチェックを付けることはない.
 継続:引き続き通院中であるときにチェックする.
 転医:診療情報提供書(紹介状)を作成し,他院を紹介した場合にチェックする.
 中止:患者が再来院しなかった場合や,診療情報提供書を作成せず患者が自分でほかの医療機関を見つけた場合にチェックする.転医した確証がない場合は「転医」ではなく「中止」とする.
 死亡:死亡した場合.
⑮ **作成日**:この診断書を作成した日にちを記載する.最終診察日ではない.

◆入院や手術を行った場合に保険金を請求する入院証明は,入院当該科で記入するため,救急外来担当医が記載することはないので割愛する.

> **POINT**
>
> 骨傷とは,骨折や骨欠損(例:電動ノコギリで骨折はないが骨が削れたとき)など,外傷による骨の異常所見の総称である.診断書やカルテ記載ではよく使われる便利な表現であり,覚えておくとよい.ただし,診断書では必ず「"明らかな"骨傷を認めなかった」と"明らかな"を記載する.専門科の医師でないと判定できないような微小な骨折を見逃していることもあり,断定的な表現は避けたほうがよい.

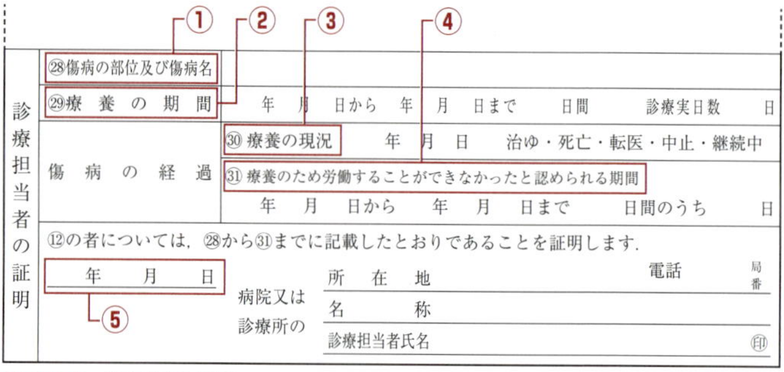
①
②
③
④
⑤

診療担当者の証明		
	㉘傷病の部位及び傷病名	
	㉙療　養　の　期　間	年　月　日から　年　月　日まで　日間　診療実日数　日
	傷　病　の　経　過	㉚療養の現況　年　月　日　治ゆ・死亡・転医・中止・継続中
		㉛療養のため労働することができなかったと認められる期間　年　月　日から　年　月　日まで　日間のうち　日
	⑫の者については，㉘から㉛までに記載したとおりであることを証明します．	
	年　月　日	病院又は診療所の　所在地　電話　局番 名称 診療担当者氏名　㊞

図 10-3　労災関連書類

労災関連書類の書き方

◆仕事中の怪我に対して労働者災害補償保険(労災)が適用されると，休業補償の請求に「様式第○号」といった書類の記載を求められる(図 10-3)．医師が記載する部分は限定的であるが，解説する．

① **傷病の部位及び傷病名**：診断名を記載する．
② **療養の期間**：証明を依頼された期間(通常は 1 か月単位での請求がなされる)と診療実日数を記載する．
③ **療養の現況**：記載する日にちは，通院中であれば現時点での最終診察日を記載する(例：3 月分の請求の場合，4 月以降の受診日がある場合はその最終診察日を記載するが，4 月以降に受診がない場合は，3 月末日までの療養を証明できないため，3 月の最終診察日までの分しか記載できない．4 月以降に次回受診予定があればその日を経過してから記載する)．転帰に関しては，「保険会社の診断書(通院証明)の書き方」の⑭(☞p.167)を参照．
④ **療養のために労働することができなかったと認められる期間**：基本的には，「② 療養の期間」と同じ期間となる．
⑤ **診断書を作成した日にちを記載する．**

◆そのほか，後遺症診断のための診断書や身体障害者手帳申請のための診断書などがあるが，これはある一定期間の経過観察をもっ

て記入がなされる書類であり，救急で診療を担当した医師ではなく，専門科での対応が望ましい．

> ▶ POINT
>
> **1** 労災関連の診断書で注意が必要な点は，患者が自己判断で仕事を休んでいた分まで証明を求めることがあるという点である．例えば，3月28日で治ゆと認めたにもかかわらず，「3月31日まで会社を休んでいたから」と3月末日までの証明を求められたとき，求めに応じて3月31日までを療養期間とすることなく，診療記録に基づき，正しく3月28日までを療養期間として記載する．
>
> **2** 当然のことながら，5月中に5月分の書類の記入を求められても，未来の日付の証明は行えないので，6月になってから記載する．休業補償の受給の関係で，患者が早めに証明を求めることがあっても毅然と対応すること．また患者の求めに応じていたずらに療養期間を引き延ばさないこと．

索引

和文

あ
アキレス腱断裂 52
足趾周囲の骨折 97
圧痛部位
　——，手指の 48
　——，足関節の 49
　——，肘関節の 50
アルフェンスシーネ 21
アルフェンスシーネ固定，手指の骨折 80
アンダーソン分類，歯突起 129
安定型骨盤骨折 119
アントンセン撮影 100

い・う
一般医が知っておくべき非外傷性整形外科疾患 138
烏口突起骨折 95
打ち身 42

え
壊死性筋膜炎 144
壊死性軟部組織感染症 144
エスマルヒ 8
エラスコット® 22

お
オーベルストブロック 6, 62, 65
オルソグラス® 23

か
外固定
　——の合併症 34
　——の原則 18
　——の仕方 16
外傷性脱臼，股関節 69
介達牽引 33, 110
外転挙上整復法，肩関節脱臼 64
解剖学的嗅ぎタバコ入れの圧痛 84
開放性損傷，筋・腱損傷 51
開放創とする場合，創傷処置の前に 3
下顎枝圧迫法，顎関節脱臼 74
顎関節脱臼 72
ガス壊疽 143
画像検査，創傷処置の前の 2
肩→「けん」を見よ
下腿と膝関節のシーネ 31
下腿部の骨折 104
合併症，外固定の 34
化膿性関節炎 142
化膿性腱鞘炎 147
化膿性股関節炎，小児 154
噛みきず 1
簡易駆血法 13
感覚障害，指尖部の 54
寛骨 115
寛骨臼骨折 121
患児の帰宅に際して，小児骨折 151

関節穿刺 37
関節痛，突然発症する 140
関節突起間骨折 134
関節の感染症 142

き
基節骨骨折 79
偽痛風 140
ぎっくり腰 130
ギプス 17
ギプスシーネ 18
ギプス包帯 17
キャストライト® 22
救急外来でできる駆血法 13
急性腰痛症 130
胸鎖関節脱臼 75
胸椎骨折 136
胸背部痛 147
胸腰椎圧迫骨折，骨折に合併する 113
局所静脈麻酔 7
距骨頚部骨折 102
距骨骨折 102
筋区画症候群 44
筋損傷 51

く
駆血法，救急外来でできる 13
クラビクルフィックス 32

け
脛骨近位部骨折 107
脛骨高原骨折 107
頚椎3方向撮影 127
頚椎 CT-MPR 像 127
頚椎 MRI 像 127
頚椎アライメント 129
頚椎骨折 134

頚椎捻挫 126
脛腓骨骨幹部骨折 105
頚部挫傷 126
血管孔，骨折と見間違いやすい 77
血管損傷 55
月状骨周囲脱臼 76, 87
結晶誘発性関節炎 140
牽引，手関節の周囲骨折の 26
肩関節周囲の骨折 93
肩関節脱臼 63
肩甲骨関節窩骨折 95
肩甲背部痛 147
肩鎖関節脱臼 75, 95
腱性槌指 52
腱性マレット指 52, 53, 79
腱損傷 51

こ
抗菌薬の処方，創傷処置後のケア 14
咬創 1
股関節の固定肢位の目標 19
股関節周囲の骨折 111
股関節脱臼 68
骨傷のない脊髄損傷 132
骨性マレット指 79
骨折 77
——，CM 関節脱臼 83
——，Hangman 134
——，足趾周囲の 97
——，安定型骨盤 119
——，烏口突起 95
——，下腿の 104
——，寛骨臼 121
——，関節突起間 134
——，胸椎 136
——，距骨 102

——, 距骨頚部 102
——, 脛骨近位部 107
——, 脛骨高原 107
——, 頚椎 134
——, 脛腓骨骨幹部 105
——, 肩関節周囲の 93
——, 肩甲骨関節窩 95
——, 股関節周囲の 111
——, 骨盤 114
——, 鎖骨遠位端 96
——, 鎖骨骨幹部 96
——, 膝蓋骨 107
——, 膝関節周囲の 106
——, 歯突起 129
——, 尺骨近位部 90
——, 尺骨茎状突起 86
——, 尺骨鉤状突起 91
——, 十字靱帯付着部剥離 108
——, 舟状骨 86
——, 手関節周囲の 84
——, 手根骨 87
——, 手指周囲の 78
——, 踵骨 102
——, 小児の 34
——, 上腕骨遠位部 90
——, 上腕骨顆上 90
——, 上腕骨顆部 90
——, 上腕骨近位部 94
——, 上腕骨骨幹部 92
——, 上腕部の 92
——, 前腕部の 88
——, 足関節外果 101
——, 足関節後果 101
——, 足関節周囲の 100
——, 足関節内果 101
——, 足趾周囲の 97
——, 足部の 98
——, 足根骨 100
——, 第5中足骨基部 98
——, 大結節 94
——, 大腿骨遠位部 107
——, 大腿骨顆上 107
——, 大腿骨顆部 107
——, 大腿骨近位部 111
——, 大腿骨頚部 111
——, 大腿骨骨幹部 110
——, 大腿部の 109
——, 肘関節周囲の 89
——, 中手骨基部 83
——, 中手骨頚部 82
——, 中手骨骨幹部 82
——, 中足骨 98
——, 肘頭 90
——, 手の 80
——, 天蓋 102
——, 橈骨遠位端 85
——, 橈骨近位部 90
——, 橈骨頚部 90
——, 橈骨頭 90
——, ピロン 102
——, 不安定型骨盤 119
——, 腰椎 136
——, リスフラン関節脱臼 99
—— に合併する骨折 113
—— の評価と分類, 骨盤単純X線における 119
骨端線, 小児 77
骨盤骨折 114
——, 脆弱性 159
骨盤造影 3D-CT 像 122
骨盤単純X線における骨折の評価と分類 119
骨盤の解剖 115
コンパートメント症候群 44
——, 外固定の合併症 36
コンパートメント内圧の測定 44

さ
サーフロー針　8
鎖骨遠位端骨折　96
鎖骨骨幹部骨折　96
鎖骨骨折，特殊な固定　32
挫傷　1, 42, 161
挫創　1, 161
擦過傷　1, 161
擦過創　1, 161
挫滅創　1

し
シーツラッピング法，骨盤応急処置　123
シーネ　18
　――, U字型の　30
　――, 下腿と膝関節の　31
　――, 膝蓋骨骨折の　31
　――, 手関節の　26
　――, 上腕の　28
　――, 前腕の　27
　――, 足関節の　30
　――, 足部の　29
　――, 肘関節の　28
　―― の当て方　16
　―― の実際　25
　―― の巻き方　22
止血
　――, 手関節の　57
　――, 指の　56
　―― の基本，血管損傷　55
止血法，血管損傷　56
指骨骨折　79
四肢の切断　58
指神経の伝達麻酔　6
指尖部損傷における wet dressing　4
指尖部の感覚障害　54

指側副靱帯損傷　79
膝蓋骨骨折　107
　―― のシーネ　31
膝蓋骨脱臼　71
膝関節
　―― と下腿のシーネ　31
　―― の固定肢位の目標　19
　―― の靱帯損傷　50
膝関節周囲の骨折　106
膝関節穿刺
　――, 外側法　37
　――, 前方法　39
膝関節脱臼　72
歯突起骨折　129
脂肪パッド徴候　153
シャーレ　18
尺骨近位部骨折　90
尺骨茎状突起骨折　86
尺骨鉤状突起骨折　91
尺骨頭脱臼　75
十字靱帯付着部剝離骨折　108
舟状骨骨折　86
手関節
　―― の固定肢位の目標　19
　―― のシーネ　26
　―― の止血　57
　―― の周囲骨折の牽引　26
手関節周囲の骨折　84
手根骨骨折　87
手指
　―― の固定肢位の目標　19
　―― の靱帯損傷　47
　―― の脱臼　65
種子骨　109
手指周囲の骨折　78
受傷機転の確認，創傷処置の前の　2
出血に対する処置　12

傷　1
踵骨骨折　102
上前腸骨棘剝離骨折，小児　155
小児骨折　149
小児骨端線　78
小児の骨折　34
静脈，骨盤　118
上腕骨遠位部骨折　90
上腕骨顆上骨折　90
──，小児　153
上腕骨顆部骨折　90
上腕骨近位部骨折　94
──，特殊な固定　33
上腕骨頚部骨折，特殊な固定　33
上腕骨外科頚骨折，特殊な固定　33
上腕骨骨幹部骨折　92
上腕のシーネ　28
上腕部の骨折　92
ジョーンズ骨折　99
処置，出血に対する　12
シラー法，爪根の整復　81
神経障害　138
神経叢，骨盤　118
神経損傷　54
神経麻痺，外固定の合併症　35
人工関節の脱臼，股関節　70
人工骨頭の脱臼，股関節　70
靱帯，骨盤　115
靱帯損傷　47
診断書の書き方　161
──，保険会社の　163
真皮縫合　9

す
垂直マットレス縫合　10
水平マットレス縫合　11
スキンステイプラー　11

スティムソン法　65
スピードトラック®牽引　33, 110
擦りきず　1

せ
整形外科的愁訴の他科疾患　147
脆弱性骨折，高齢者　157
脆弱性骨盤骨折，高齢者　159
成長軟骨板，小児　149
整復法，脱臼　63
脊髄損傷　131
──のMRI像　132
脊椎外傷　125, 131
石灰沈着性腱板炎　141
切創　1, 161
ゼロポジション　64
仙骨　115
洗浄，創傷処置の前の　2
仙腸関節　116
前腕のシーネ　27
前腕部の骨折　88

そ
創　1
爪下血腫の除去　40
爪根の脱臼　81
創傷　1
創傷処置　1
創傷処置後の予定　15
創傷処理　1
足関節
　── の固定肢位の目標　19
　── のシーネ　30
　── の靱帯損傷　48
足関節外果骨折　101
足関節後果骨折　101
足関節周囲の骨折　100

足関節脱臼　72
足関節内果骨折　101
足趾周囲の骨折　97
足部
　──の骨折　98
　──のシーネ　29
足根骨骨折　100
ソフトシーネ　20
ソルター・ハリスの分類　149

た
ターニケットペイン　9
第5中足骨基部骨折　98
大結節骨折　94
大腿骨遠位部骨折　107
大腿骨顆上骨折　107
大腿骨顆部骨折　107
大腿骨近位部骨折　111
　──，高齢者　157
　──，特殊な固定　33
大腿骨頸部骨折　111
　──，特殊な固定　33
大腿骨骨幹部骨折　110
　──，特殊な固定　33
大腿骨骨折，非定型　158
大腿骨転子部骨折，特殊な固定　33
大腿骨頭壊死　68
大腿骨頭すべり症，小児　155
大腿部の骨折　109
他科疾患，整形外科的愁訴の　147
脱臼　61
　──，月状骨周囲　87
　──，肩鎖関節　95
　──，指側副靱帯損傷による　79
　──，爪根の　81
脱臼骨折，指側副靱帯損傷による　79
脱臼整復時の麻酔　62
脱臼方向の表記　67
打撲　1，42
単結節縫合　9
単純性股関節炎，小児　154
弾性包帯　22

ち
恥骨結合　116
肘関節
　──の固定肢位の目標　19
　──のシーネ　28
　──の靱帯損傷　49
肘関節周囲の骨折　89
肘関節脱臼　67
中手骨基部骨折　83
中手骨頸部骨折　82
中手骨骨幹部骨折　82
中節骨骨折　79
中足骨骨折　98
肘頭骨折　90
肘内障，小児　151
陳旧性骨折　78

つ
椎間板ヘルニア　138
通院証明の書き方　163
痛風　140
突き指　65，78
槌指　78
爪の解剖図　81

て
デグロービング損傷　59
手の骨折　80

デブリードマン,創傷処置の前の 2
天蓋骨折 102

と

橈骨遠位端骨折 85
橈骨近位部骨折 90
橈骨頚部骨折 90
——,骨折に合併する 113
橈骨尺骨動脈の走行 57
橈骨神経麻痺 138
橈骨頭骨折 90
橈骨頭脱臼 75
動脈,骨盤 117
動脈圧測定ライン(A-line) 44
動脈損傷部位における末梢壊死 57
トリガーポイント注射 40
ドレーン挿入,縫合 14
トンプソンテスト 52

な

軟部組織感染症 143
軟部組織損傷 42

に・ね

ニーブレース 107
二重牽引法,肩関節脱臼 65
捻挫 47

は

バイポーラ 12, 56
ハイルート法,骨盤の創外固定 123
破傷風トキソイド,創傷処置後のケア 15
バルソニー 130

ひ

ビアー麻酔 7
非外傷性整形外科疾患,一般医が知っておくべき 138
皮下縫合 9
尾骨 115
腓骨神経麻痺 139
膝→「しつ」を見よ
肘→「ちゅう」を見よ
ビスホスホネート製剤の合併症 158
非定型大腿骨骨折,高齢者 158
皮膚潰瘍,外固定の合併症 35
被覆,縫合後の 6
病院書式診断書の書き方 161
ピロン骨折 102

ふ

ファベラ 109
不安定型骨盤骨折 119
フォルクマン拘縮 36

へ

閉鎖性損傷,筋・腱損傷 52
ベーラー角,踵骨 103
ペンローズドレーン留置 14

ほ

蜂窩織炎 143
縫合 5
縫合後
—— のドレッシング 14
—— の被覆 6
縫合糸の選択 5
縫合する場合,創傷処置の前に 3
縫合方法 9
蜂巣炎 143

包帯の巻き方　23
ボクサー骨折　83

ま
巻軸帯　22
麻酔，脱臼整復時の　62
麻酔方法，縫合　5
末梢壊死，動脈損傷部位における　57
末節骨骨折　79
マレット指　78
マンシェット　8

む・め
「むち打ち」損傷　126
綿付きシーネ　23
綿包帯　22

ゆ
指
　――の止血　56
　――の切断　58

よ
腰椎骨折　136
腰痛　147
腰部筋筋膜炎　147
　――，ぎっくり腰　131

り
リスフラン関節脱臼　76
リスフラン関節脱臼骨折　99

れ・ろ
連続縫合　11
労災関連書類の書き方　168
ロールート法，骨盤の創外固定　123

数字・欧文

数字
2関節固定，外固定の原則　18
3つのリング，骨盤単純X線　119
8の字包帯　32

A
A-line（動脈圧測定ライン）　44
AFF（atypical femoral fracture）　158
anatomical snuff box の圧痛　84
Anderson 分類，歯突起　129
Anthonsen 撮影　100
ASIA 分類，脊髄損傷　133

B
Barsony　130
Bier 麻酔　7
Böhler 角，踵骨　103
Boxer's fracture　83

C
CM 関節脱臼　76
CM 関節脱臼骨折　83
compression（圧迫），"RICE"　43

D・E
DCO（damage control orthopaedics）　104
elevation（挙上），"RICE"　43

F
fat pad sign　153
FDP テスト，指の屈側の腱損傷　51

FDS テスト，指の屈側の腱損傷 51
Frankel 分類，脊髄損傷 133

H
Hangman 骨折 134
high route 法，骨盤の創外固定 123
Hippocrates 法，顎関節脱臼 73

I・J
icing（アイシング），"RICE" 43
Jones 骨折 99

L・N
low route 法，骨盤の創外固定 123
LRINEC スコア 145
NSTI（necrotizing soft-tissue infection） 144

O・P
Oberst ブロック 6, 62, 65
pelvic clamp，骨盤応急処置 125
PIP 関節背側脱臼 80

R
rest（安静，固定），"RICE" 43
"RICE"，挫傷の治療 43

S
Salter-Harris 分類 149
SAMSLING®，骨盤応急処置 123
Schiller 法 82
――，爪根の整復 81
SCIWORA（サイワラ） 132
Steel 法，肩関節脱臼 64
Stimson 法 65
sugar tongs シーネ 27

T・U
Thompson テスト 52
U 字型のシーネ 30

V
V 字の創縁の縫合法 11
Volkmann 拘縮 36

W・Y
wet dressing 4
――，指尖部損傷における 4
Y 撮影，肩甲骨 93

■ 骨の名称

① 全身骨格

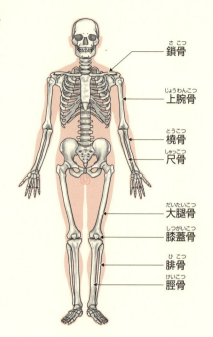

② 手の骨

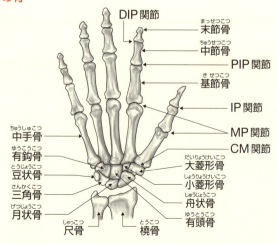